王陇德总主编　　《健康9元书》系列

肝炎病人生活指导

主　编

张文瑾

编　者

罗生强　魏振满　范振平

吉英杰　高　峰　蔡少平

张海燕

金盾出版社

内 容 提 要

本书作者结合多年的临床经验及当前各型肝炎的诊治、预防新进展来指导肝炎病人生活注意事项。分为认识肝脏、了解肝炎、预防肝炎、治疗肝炎、对待肝炎五个部分,内容包括:引起肝炎的主要元凶,肝炎早知道,教你看肝病化验单,如何认识乙肝"大三阳"、"小三阳","两对半"是什么等。希望本书对肝病患者有所帮助。

图书在版编目(CIP)数据

肝炎病人生活指导/张文瑾主编 . -- 北京 : 金盾出版社,2012.5

(健康 9 元书系列/王陇德总主编)

ISBN 978-7-5082-7637-3

Ⅰ.①肝…　Ⅱ.①张…　Ⅲ.①肝炎—防治　Ⅳ.①R575.1

中国版本图书馆 CIP 数据核字(2012)第 081749 号

金盾出版社出版、总发行

北京太平路 5 号(地铁万寿路站往南)

邮政编码:100036　电话:68214039　83219215

传真:68276683　网址:www.jdcbs.cn

北京天宇星印刷厂印刷、装订

各地新华书店经销

开本:787×930 1/32　印张:3.5　字数:50 千字

2012 年 5 月第 1 版第 1 次印刷

印数:1~80 000 册　定价:9.00 元

(凡购买金盾出版社的图书,如有缺页、倒页、脱页者,本社发行部负责调换)

编委会

总主编

王陇德

副总主编

胡大一　　瞿　佳　　洪昭光　　向红丁

编　委

（以姓氏笔画为序）

王爱华　　向　阳　　余　震　　张文瑾

张秀华　　杨新春　　陈　伟　　陈肖鸣

陈　浩　　姚　鹏　　贾福军　　郭冀珍

高　珊　　麻健丰　　薛　延

序

随着经济的发展,时代的进步,医疗卫生水平的提高,我国疾病谱发生了很大变化,预防为主的观念也在变化。过去讲预防为主,主要是预防传染病,因为传染病是当时居民的主要死亡因素。近些年来,虽然传染病得到有效控制,可是脑卒中、冠心病、高血压、糖尿病等慢性病却成为影响居民健康的主要因素。2008 年公布的"我国居民第三次死因抽样调查结果"显示,脑血管病已成为我国国民第一位的死亡原因,死亡率是欧美国家的 4～5 倍、日本的 3.5 倍,甚至高于泰国、印度等发展中国家。《中国心血管病报告 2010》显示,目前全国有高血压患者 2 亿人,成为严重威胁我国人民健康的主要疾病。然而,我国人群高血压的知晓率、治疗率和控制率仅分别为 30.2%、24.7%和 6.1%,仍处于较低水平。高血压不仅是一个独立的疾病,也是脑卒中、冠心病、肾衰竭和眼底病变的主要危险因素。高血压患者还常常伴有糖尿病等慢性疾患。

当前,造成我国国民慢性疾病上升的主要原因有:

不健康的生活方式:除了平均寿命延长以外,另一个主要原因就是长期不健康的生活方式。不健康的生活方式助长了慢性病的高发和威胁。很多人长期大鱼大肉,摄入过多的能量,加之不良的生活习惯,如过量饮酒、吸烟、身体活动不足,导致肥胖、血管硬化等。这些都是慢性疾病的主要危险因素。

健康素养水平较低:人民的健康知识并未随着生活水平的提高而增多。中国健康教育中心(卫生部新闻宣传中心)公布的我国首次居民健康素养调查结果显示,我国居民具备健康素养的总体水平为6.48%,即每100人中仅有不到7人具备健康素养。本次调查就科学健康观、传染病预防、慢性病预防、安全与急救、基本医疗5类健康问题相关素养现状进行了分析。结果表明,慢性病预防素养水平最低,仅为4.66%。

养生保健中的误区:由于健康知识的不足,人们在养生保健中的误区也十分常见,如蛋黄里含有大量的胆固醇,血脂高的人群不能吃蛋黄;水果是零食,可吃可不吃;爬山是中老年人最好的锻炼;闻鸡起舞,中老年人晨练好处多等。这些误区不仅起不到保健的作用,而且可能造成对健康的损害。

由此可见,改变人们不科学的生活方式,提高群众的健康知识水平显得尤其重要。金盾出版社邀我组织编写一套防病治病和养生保健类的科普图书。《健康9元书系列》正是秉承了这一使命,将深奥的医学科学知识转化为通俗易懂的老百姓的语言,将科学的健康知识呈现给大家,正确指导群众的保健行为。《健康9元书系列》共50种,编写此套系列丛书的50余位作者中,既有胡大一、洪昭光、向红丁等一批全国知名的大专家,也有活跃在基层医院临床第一线的中青年专家。他们都拥有扎实的医学理论基础和丰富的临床经验。更为难能可贵的是，他们除了做好自己的医疗、教学和科研工作以外，都热衷于健康科普宣传工作，花费了大量的业余时间编写这套系列丛书。这套系列书从常见病的防治到科学的养生保健方法，从慢性疾病的营养配餐到心理保健，涉及面广，实用性强，让读者看得懂，学得会，用得上。希望通过《健康9元书系列》的出版，为我国民众的健康知识教育和健康水平的提高贡献一份力量。

中华预防医学会会长
中国工程院院士

2012年4月于北京

 前 言

肝脏疾病是危害我国人民健康及生命安全的常见疾病,而各种因素导致的肝炎,则是肝脏疾病所致一系列损害的初始阶段。忽视肝炎的预防、诊断及治疗,往往会使肝脏疾病步入更为严重的阶段,如肝硬化、肝衰竭,甚至肝癌。因此,重视肝炎的预防、诊断及治疗有着非常重要的意义。

本书从认识肝脏、了解肝炎、预防肝炎、治疗肝炎、对待肝炎等五个部分,结合多年来的临床诊治经验及当前各型肝炎的诊治预防进展,与广大的患者朋友及基层同行一同交流,也可供非肝病专科医生参考。

编者是日前正工作在临床第一线的专家,有丰富的临床经验和对肝病专业进展的深入了解。书中字里行间处处体现的是临床

点点滴滴的积累及真诚、关爱和奉献，希望本书对肝病患者的诊治有所帮助。

张文瑾

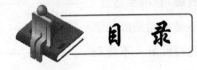

目　录

一、认识肝脏

1. 肝脏在哪里

肝脏是我们身体最大的实质性脏器,重量约1 500克,占成年人体重的1/40。它位于右上腹,大部分被右侧肋骨所覆盖,还有一小部分位于人体左侧,从正面看,整个形状类似于一个楔形,这个"楔子"的大头在人体右侧,尖部伸向人体左侧。肝脏的上面(称膈面)贴近右肺和心脏的下面,中间仅隔着一层薄薄的叫做膈肌的肌肉。

当我们仰卧时,在右侧肋骨下缘一般摸不到肝脏,但有些瘦长体型的人,在上腹部左右肋骨交界处以下3~5厘米的范围可以触到肝脏。儿童因其肝脏下缘的位置较低,故常可在右侧肋骨下缘触到肝脏。

另外,肝脏的位置也不是完全固定不变的,它可

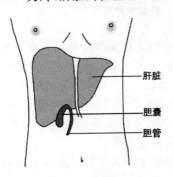

受周围韧带牵拉、膈肌位置高低、腹腔内压力大小、胸廓形状等因素的影响。例如,当我们呼吸时,肝脏的位置可随呼吸上下移动,升降可达2厘米(图1)。

图中标注:肝脏、胆囊、胆管

图1 肝脏的位置

2. 肝脏的作用

肝脏是人体新陈代谢最重要、最复杂的器官,好比身体内的一个巨大"化工厂",几乎参与体内所有物质代谢的过程。在物质代谢、胆汁生成与排泄、解毒、凝血、免疫、能量产生及水、电解质调节等方面,均起着非常重要的作用。下面介绍几个主要的作用(图2):

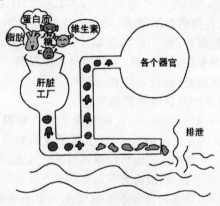

图2 肝脏的作用

(1)糖代谢:食物中的淀粉和糖类消化后变成葡萄糖,经肠道吸收入血,一部分被分解利用,多余的葡萄糖则进入肝脏被合成为一种叫做肝糖原的物质,并储存于此。当劳动或饥饿等情况需要能量时,肝细胞又能将肝糖原分解为葡萄糖供给机体利用。它是维持我们血糖稳定的重要器官。

(2)蛋白质代谢:肝脏参与人体几乎所有方面的蛋白质代谢。尤其它是合成白蛋白的惟一器官。例如,当重度肝炎或肝硬化引起肝脏功能减退时,不管我们每天吃进多少肉、蛋、奶,化验肝功能总是显示白蛋白低,这说明此时肝脏这个化工厂的生产能力不够了,必要时,需要我们静脉滴注补充人血白蛋白。

(3)维生素代谢:肝脏能贮存多种维生素,人体95％的维生素 A 都贮存于肝脏内。维生素 A、B 族维生素、维生素 C、维生素 D 和维生素 K 的合成与贮存,均与肝脏密切相关。肝脏明显受损时会出现维生素代谢异常,如维生素 A 缺乏时可出现夜盲或皮肤干燥综合征,维生素 K 缺乏时凝血因子减少。

(4)激素代谢:肝脏是许多激素代谢的重要场所。当肝功能长期损害时,可出现性激素失调,往往有性欲减退,腋毛、阴毛稀少或脱落,勃起功能障碍、睾丸萎缩或月经失调。例如,肝病患者常见的肝掌、蜘蛛痣就是因为肝脏功能减弱,对雌激素的常规灭活减少,雌激素水平过高致使小动脉扩张所致。

(5)胆汁生成和排泄功能:体内胆红素的摄取、转化和排泄,胆汁的生成等,都由肝脏承担。胆红素在肝内的代谢过程包括:肝细胞对血液内不溶性胆红素(主要由红细胞被破坏后产生)的摄取,将不溶性胆红素转化为可溶性胆红素,以及可溶性胆红素的排泄三个相互衔接的过程,其中任何一个过程发生障碍,都可由于胆红素的增高而出现黄疸。经上述过程后形成的可溶性胆红素,或释放入血经肾脏排泄,或与胆盐、胆固醇等组成胆汁,经胆管输送到胆囊。

正常情况下,每天肝脏制造 800～1 000 毫升的胆汁。胆囊浓缩和排放胆汁,以帮助小肠内脂肪的消化和吸收。

（6）解毒作用：肝脏对一些有毒物质进行转化，使之随胆汁或尿液排泄到体外，从而起到解毒作用，保护机体免受损害。如果饮酒，酒精到体内产生乙醛，可与体内物质结合，产生毒性反应，出现醉酒的症状，肝脏可将乙醛氧化为醋酸而去除。但如果饮酒过度，超出肝脏的解毒能力，便会酒精中毒，严重的甚至危及生命。

（7）血液凝固功能：肝脏在人体凝血和抗凝两个系统的动态平衡中起着重要的调节作用。肝细胞与体内许多凝血物质的合成有关。人体凝血障碍的程度常与肝功能破坏的严重程度相平行，凝血功能不好往往使出血风险加大。

3. 肝脏的特点

（1）联络广泛，质地脆弱：肝脏呈楔形，由一条韧带分为左右两叶，右叶大而厚，左叶小而薄。正常肝脏外观呈红褐色，质软而脆，受暴力打击易破裂出血。肝脏与体内很多脏器毗邻，肝右叶顶面紧邻膈肌，其上即是右胸膜腔及右肺底部，肝左叶顶面以上邻近心包和心脏的下面。右叶下面与右肾相邻，内侧靠近十二指肠，左叶下面与胃前壁及贲门接触，左叶后缘内侧与食管下段相邻。

（2）血供特殊：肝脏血供极为丰富，约占心脏输出血量的 1/4，即每分钟进入肝脏的血流量为1 000～1 200 毫升。肝脏的血液供给约 3/4 来自门静脉，1/4 来自肝动脉，这与其他器官均由动脉供血明显不同。其中肝动脉是来自动脉血，主要供给肝脏氧气；门静脉收集消化道的静脉血，主要供给肝脏营养。

（3）病毒易侵，病变多样：肝脏是一个脆弱的器官，许多病毒也称嗜肝病毒很容易致肝脏疾病。病毒侵入肝脏后，肝脏的毛细血管通透性增高，肝细胞变性肿胀，炎性细胞浸润，导致肝脏损伤，正常功能衰退。

正常肝脏的脂肪含量很低，因为肝脏能将脂肪与磷酸及胆碱结合，转变成磷脂，转运到体内其他部位。肝功能如减弱时，肝脏转变脂肪为磷脂的能力也随而减弱，脂肪不能转移，便在肝脏内积聚，成为"脂肪肝"。脂肪积聚过多时，还可能引起炎症损伤，使肝脏硬化。

二、了解肝炎

1. 什么是肝炎

我们知道肝脏是人体内极其重要的器官之一，是人体内最大的腺体，它在糖、脂肪、蛋白质、维生素、激素等物质的代谢中起着关键的作用，堪称"人体化工厂"。它可因种种原因出现故障，最常见的故障就是肝炎。

那究竟什么是肝炎呢？肝炎，即肝脏炎症的简称，也可以形象地理解为肝脏发炎。它通常是指由多种致病因素——如病毒、细菌、寄生虫、化学毒物、药物和毒物、酒精等侵害肝脏，使肝脏的细胞受到破坏，肝脏的功能受到损害，从而引起身体的一系列不适症状，以及肝功能指标的异常。

需要注意的是，通常我们生活中所说的肝炎，多数指的是由甲型、乙型、丙型、丁型、戊型等肝炎病毒所引起的病毒性肝炎，这只是"肝炎"家族中一个最重要的分支，而上文中所说的肝炎则是指广义上的肝炎，并不仅仅限于病毒性肝炎。有时人体营养不良、劳累，甚至一个小小的感冒发热，都有可能造成肝功能一过性受损。

肝炎通常可以分为多种不同的类型：根据病因来分，可以分为病毒性肝炎、药物性肝炎、酒精性肝炎、中毒性肝炎等；根据病程长短来分，可以分为急性肝炎、慢性肝炎等；根据病情轻重程度，慢性肝炎又可以分为轻度、中度、重度等。临床上对肝炎的诊断，通常是结合了上述多种方法分类的。

各型肝炎的病变主要是在肝脏，都有一些类似的临床表现，可是在病原学、血清学、损伤机制、临床经过及预后、肝外损害等方面往往有明显的不同，将在后文叙述。

2. 引起肝炎的主要元凶

（1）病毒：肝炎中以病毒性肝炎最为常见。2006年全国乙型肝炎调查显示，我国乙肝表面抗原携带者约为 7.18%，据此估算，我国现有表面抗原携带者约 9 300 万之多，其中慢性乙型肝炎约 2 000 万。

1992 年～1995 年我国流行病学调查显示，一般普通人群的丙肝感染率为 3.2%，且由于没有丙肝疫苗可以应用，丙肝感染应引起广泛关注。

通常，我们所说的病毒性肝炎是指以侵犯肝脏为主的肝炎病毒所引起的肝炎，这些病毒可以称之为嗜肝病毒，也就是说，它们特别容易对肝细胞产生破坏，引起的病变主要在肝脏。根据病毒的不同，又可以分为甲型、乙型、丙型、丁型、戊型肝炎病毒，以及庚型肝炎病毒等。

但是，能造成肝脏损害的病毒却不是仅限于这么几种，其他一些比较少见的病毒，如巨细胞病毒、EB 病毒、汉坦病毒（引起肾病综合征出血热的病原体）等，有时也可以引起肝功受损。甚至麻疹病毒、单纯疱疹病毒、流行性腮腺炎病毒等，也有引起肝炎的报道。另外，临床上也可以见到个别患者有病毒性肝炎的临床表现，但却查不到任何病原，可能是由我们人类目前所未知的病毒所引起的肝炎。

(2)细菌:平常我们的机体发生细菌感染,往往不会造成肝损害。但是,一些细菌,如大肠埃希菌、金黄色葡萄球菌、链球菌等,经胆道、血流途径进入肝脏;或者肝脏发生开放性损伤,细菌直接侵入;或者因为不明原因等,使得肝脏局部发生化脓性改变,导致肝脓肿,也可以引起肝炎。另外,一种比较特殊的细菌,即结核杆菌感染,经不同途径进入肝脏,导致肝脏结核,也可以引起肝炎,这类患者常有其他器官结核感染的表现,随着目前结核病在全球发病的逐渐增多,肝结核也越来越被人们所重视。

(3)其他病原体:真菌、寄生虫(血吸虫常见)、螺旋体(如梅毒螺旋体、钩端螺旋体)、立克次体(如Q热、鹦鹉热)、衣原体(如沙眼衣原体)等,均有引起肝损害的可能。肝脏的真菌感染极少见,发生者常有严重的免疫缺陷,如艾滋病患者及接受免疫抑制治疗的患者。

(4)酒精:随着人们生活水平的提高,饮酒量的增多,酒精性肝损害在我们生活中越来越常见,严重的也会引起肝硬化,甚至肝癌。酒精对肝细胞具有直接的损害作用,它主要是通过使肝细胞膜表面的脂质成分过度氧化,从而破坏肝细胞膜,进一步发展,会使肝细胞内的结构都受到破坏,从而引起肝炎。

(5)药物及毒物:俗话说"是药三分毒",我们应用某种药物治病,前面介绍过,肝脏的一个重要功能就是生物转化,它可以使进入体内的药物的毒性减低或消除,而某些药物也要通过肝脏的生物转化才能成为有活性、能治病的药物。但是在这个过程中,药物或毒物就有可能通过多种途径引起肝炎。

目前,随着全球制药业的迅速发展,新药不断面市,药物性肝炎日益成为一个世界性的大问题。现在有很多药物的不良反应可通过血清学等检查发现,但仍有许多原来被认为是安全的药物,其不良反应随着临床更广泛应用而不断被发现,尤其是在原有肝脏疾病基础上,某些药物更容易导致肝脏损害,应引起我们的重视。

(6)自身免疫紊乱:人体内的免疫系统起着抵御外来异物入侵的重要作用,而人体本身的细胞、组织、器官等可以不被免疫系统识别和攻击,这是由一系列精确的调控机制所控制的。但是,有时因为种种原因,我们机体的这种平衡被打破,使得体内的免疫系统开始攻击自身的组织、器官等,这就造成了自身免疫性损伤,如果这种损伤发生在肝脏,就是自身免疫性肝病。这一类疾病包括自身免疫性肝炎、原发性胆汁性肝硬化、原发性硬化性胆管炎及其相互重叠的疾病。尤其是近年来随着人们对这类疾病认识的增加,其发病率也有上升趋势。

(7)遗传代谢性因素:因遗传代谢的因素,使得肝脏或机体对某种物质的代谢产生障碍,如遗传性高胆红素血症中对结合性胆红素或非结合性胆红素的代谢障碍,肝豆状核变性对铜的代谢障碍,血色素与铁的代谢障碍,以及 α_1 抗胰蛋白酶缺乏症、卟啉病等,均与肝功能受损有关。

(8)肿瘤:原发性肝癌、转移性肝癌、肝肉瘤等恶性肿瘤,因瘤体生长迅速,对周围正常肝组织造成压迫,可引起肝功能损伤。而这些肿瘤的早期,肝功能往往正常,容易造成漏诊、误诊;肝脏良性肿瘤,如囊肿、血管瘤、肝细胞腺瘤,往往对肝功能无影响,除非瘤体太大对周围组织形成了压迫。

(9)全身性疾病对肝脏的影响:人体各个器官、组织是一个广泛联系、互相影响的有机整体,心血管系统、呼吸系统、消化系统、泌尿系统、血液系统、内分泌系统等疾病,均有可能引起肝功能变化。

3. 肝炎早知道

很多人最关心的是,如果自己得了肝炎,身体会出现哪些表现,也就是说肝炎都有那些症状。总的来说,急性肝炎症状比较明显,容易判断,而慢性肝炎往往症状不太突出,甚至没有任何不舒服,容易被人忽略。常见的表现是乏力、食欲减退、厌油等症状,在急性期尤为明显,部分患者伴有其他消化道症状,如恶心、呕吐、腹胀等(图 3)。

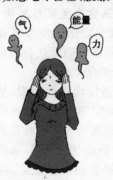

图 3　肝炎的症状

急性病毒性肝炎患者在发病过程中常有发热,或者称作类流感样症状,如急性黄疸型肝炎患者发病的初期体温多在 38℃左右,3～5 天后发热可自行消退;有的患者出现高热,并伴有畏寒;急性无黄疸型肝炎患者常表现为低热,慢性病毒性肝炎或肝硬化,以及药物性肝炎、酒精性肝炎等也可出现低热,以午后或夜间发热较明显,可反复出现,或迁延日久。如果出现持续发热或高热更应引起重视,因为这往往意味着并发感染,如腹膜炎、败血症,以及泌尿、肠道、呼吸道感染等,有时这些感染可能是致命的。肝硬化伴有发热,还有可能是因为门静脉炎、门静脉血栓形成及肝周围炎症等。有时还可能伴发急性胆囊炎、胆石症等。另外,肝硬化导致或伴发肝癌引起的肿瘤性发热也不应忽视。

肝炎患者常常感到肝区不适,甚至疼痛,涉及右上腹或右背部,程度不一,有的仅是感觉不舒服,有的出现胀痛、钝痛或针刺样痛,且无明显规律性。其实,肝脏本身并无神经,是不可能有感觉的,之所以出现肝区不适,其原因:一是由于肝脏发炎后引起肝脏肿大,使肝的包膜张力增大,而肝包膜上是有神经的;有时肝脏炎症可波及肝脏韧带及其周围的组织;另外,患肝炎时病变也常常累及胆囊及胆道系统,引起胆囊、胆道及其周围的炎症。也有患者初患病时无肝区痛,一旦确诊肝炎后,常常诉说肝区不适及肝区痛,这可能是精神因素的关系。另外,肝癌也是引起肝区不适或疼痛的一大原因。但是早期的小肝癌往往无任何不适,一旦出现癌痛时,很有可能是肿瘤已经长大到了一定的体积,意味着已经到了病情的中晚期。

部分病人可出现黄疸,也就是眼黄、尿黄症状。这不意味着就一定是得了肝炎,而肝炎也不一定必须要出现黄疸。还有就是伴随着黄疸的肝炎往往意味着肝脏损伤较重,应该引起足够的重视。

少数重型肝炎或失代偿期肝硬化患者,病情严重时往往还会出现顽固腹胀、少尿甚至无尿、下肢水肿、出血倾向、意识障碍等,提示病情危重,预后差。

值得大家注意的是:由于人与人之间体质的差异,以及耐受性的不同,上述症状在不同的患者身上表现的轻重程度也各不相同。有时病情不重而临床症状却比较典型,而有时病情已经到了相当程度,其临床症状却并不一定严重。临床上我们也经常看到有些患者一发现就是重症肝炎、肝硬化晚期或晚期肝癌,已经错过了最佳的治疗时机。

所以,我们提倡即使没有任何不适的情况下,健康人群也应该定期(视自身情况每6~12个月一次)体检,而那些有饮酒史、有肝炎或肝癌家族史的肝炎高危人群更应该经常查体(最好3~6个月一次)。另外,很多其他疾病也会有上述所列的各种症状,所以出现身体不适还是应该及时去医院就医才对。

4. 教你看肝病化验单

进行肝功能及其他肝病相关检验的目的,在于确定肝脏有无疾病、病情轻重、明确病因、判断预后及鉴别黄疸原因等。目前涉及肝病的化验项目有近百种之多,很多患者,尤其是初得肝炎的患者,往往摸不着头绪,弄不清各个项目都代表什么意思,下面就常用的肝病检验项目作一个介绍,概括起来大概可以分为以下几个大类:

(1)反映肝细胞损伤的主要项目:以血清酶学检测最常用,包括丙氨酸氨基转移酶(俗称谷丙转氨酶、ALT)、天门冬氨酸氨基转移酶(俗称谷草转氨酶、AST)。在各种酶试验中,ALT和AST能敏感地反映出肝细胞损伤与否及损伤程度。

各种病毒、药物或酒精引起急性肝细胞损伤时,血清ALT最敏感,在临床症状出现之前ALT往往就急剧升高,同时AST也升高,但是AST升高程度不如ALT。

而在慢性肝炎和肝硬化时,AST升高幅度会超过 ALT,AST 主要反映的是肝脏损伤程度。这是因为,在肝细胞中,ALT 主要存在于非线粒体内(如细胞膜、细胞浆),而 AST 主要分布在线粒体内,在轻到中度肝损伤时,肝细胞受损部位主要在细胞膜及细胞浆,故 ALT 高于 AST,但在严重肝细胞损伤或长期慢性肝损伤时,肝细胞病变进一步加重,致使存在于细胞内部的线粒体亦受损,导致 AST 大量释放,故而 AST 大于 ALT。

另外,在重型肝炎时,由于大量肝细胞坏死,血中 ALT 却逐渐下降,可以简单理解为肝脏几乎再无可被破坏之细胞,而此时胆红素却进行性升高,即出现"酶胆分离"现象,提示肝脏大面积坏死,死亡率极高。

(2)反映肝内外胆管病变的主要项目:碱性磷酸酶(ALP)与谷氨酰转肽酶(GGT),这两种酶又被俗称为梗阻酶。顾名思义,当各种原因发生肝内外胆道梗阻时,如肝细胞炎症、肿胀造成的肝内毛细胆管受阻,以及肝内外胆管的本身病变、胆管内肿瘤、结石等,它们都可能升高,所不同的只是升高幅度高低不一。此外,急、慢性酒精性肝炎或药物性肝炎,GGT 也可明显升高。

(3)反映肝脏分泌和排泄功能的项目:包括总胆红素(TBil)、直接胆红素(DBil)、总胆汁酸(TBA)等的测定。各种肝炎都可以出现总胆红素升高。直接胆红素是指经过肝脏处理后,总胆红素中与葡萄糖醛酸基结合的部分。直接胆红素升高说明肝细胞处理胆红素后的排出发生障碍,即发生胆道梗阻。如果同时测定 TBil 和 DBil,可以帮助鉴别诊断溶血性、肝细胞性和梗阻性黄疸。溶血性黄疸:一般

TBil＜85 微摩尔/升（μmol/L），直接胆红素/总胆红素＜20％；肝细胞性黄疸：一般 TBil＜200 微摩尔/升，直接胆红素/总胆红素＞35％；阻塞性黄疸：一般 TBil＞340 微摩尔/升，直接胆红素/总胆红素＞60％。

（4）反映肝脏合成贮备功能的项目：包括前白蛋白（PA）、白蛋白（Alb）、胆碱酯酶（CHE）和凝血酶原活动度（PA）等。它们是通过检测肝脏合成功能来反映其贮备能力的常规检验。前白蛋白、白蛋白下降提示肝脏合成蛋白质的能力减弱。当患各种肝病时，病情越重，血清胆碱酯酶活性越低。如果胆碱酯酶活性持续降低且无回升迹象，多提示预后不良。凝血酶原活动度（PA）降低，揭示肝脏合成各种凝血因子的能力降低。

（5）反映肝脏纤维化和肝硬化的项目：肝硬化时，因肝脏合成能力的下降，血中白蛋白往往降低，球蛋白升高，比例失调；肝硬化患者还往往伴随脾功能亢进，脾脏对白细胞、血小板破坏增加，血常规中可以显示出白细胞及血小板的降低。

另外，目前在临床上应用较多的还有透明质酸（HA）、层黏蛋白（LN）、Ⅲ型前胶原肽和Ⅳ型胶原，统称肝纤维化四项。测定它们的血清含量，可反映肝脏内皮细胞、贮脂细胞和成纤维细胞的变化。如果它们的血清水平升高，常常提示患者可能存在肝纤维化和肝硬化。但是肝脏只要有炎症，往往均伴随一定程度的纤维化，引起肝纤维化指标的增高，所以上述指标也不能完全反映肝纤维化、肝硬化的情况，必须经过综合的判断。

（6）反映肝脏肿瘤的血清标志物：目前可以用于

辅助诊断原发性肝癌的最常用检验有甲胎蛋白（AFP）。用于肝癌的早期诊断,它在肝癌患者出现症状之前8个月就已经升高,还广泛地用于肝癌治疗效果的监测、高危人群的随访。

不过正常怀孕的妇女、少数肝炎和肝硬化、生殖腺恶性肿瘤等情况下甲胎蛋白也会升高,但升高的幅度不如原发性肝癌那样高,且随着肝功能及肝脏炎症的好转会逐渐下降,反之,如表现为"剪刀差",即肝酶下降而 AFP 升高,则要高度怀疑肿瘤。

另外,有些肝癌患者(约 30％)甲胎蛋白值可以正常,故应同时进行影像学检查,如 B 超、CT、磁共振(MRI)和肝血管造影等,以减少漏诊。

肝功能是多方面的,同时也是非常复杂的,目前并没有一种检测方法能反映肝脏的全部功能,上述每一个检测项目都只能反映肝脏某一方面的某一项功能。由于肝脏代偿能力很强,加上目前尚无特异性强、敏感度高、包括范围广的肝功能检测方法,因而即使肝功能正常也不能排除肝脏病变。特别是在肝脏损害早期,许多患者肝功能检验结果正常,只有当肝脏损害达到一定的程度时,才会出现肝功能检验结果的异常。同时,肝功能检验结果也会受检验技术、检验条件、试剂质量及操作人员等多种因素影响,因此肝功能检验结果应当由临床医生结合临床症状等因素进行综合分析,然后再确定是否存在疾病,是否需要进行治疗和监测。

5. 如何认识乙肝"大三阳"、"小三阳"

我国是乙肝大国,正确认识乙肝血清标志物(即通常所说的乙肝"两对半")及乙肝病毒定量的意义,对于判断病情及制定合适的治疗方案等均有帮助。那么,究竟应该怎样来解读乙肝"两对半"的报告呢。

(1)"两对半"是什么:通常我们所说的乙肝"两对半"(表1),分别指的是表面抗原(HBsAg)、表面抗体(HBsAb)、e抗原(HBeAg)、e抗体(HBeAb)、核心抗体(HBcAb)这五项。

表1 乙肝五项

中文名称	英文缩写	参考值	单位
乙肝表面抗原	HBsAg	<1 阴性	COI
乙肝表面抗体	HBsAb	0～10	IU/L
乙肝 e 抗原	HBeAg	<1 阴性	COI
乙肝 e 抗体	HBeAb	>1 阴性	COI
乙肝核心抗体	HBcAb	>1 阴性	COI

读者可能注意到,为什么没有核心抗原呢？这是因为核心抗原外面被表面抗原所包裹,一般情况下不易在血清中检测得到,所以一般不做常规检测,这也就是"两对半"这个名称的由来。它们的意义分别介绍如下。

表面抗原:这是乙肝病毒的外壳,是感染了乙肝的一个特异性的标志,阳性常见于急性乙肝的潜伏期和发病期,无症状的乙肝病毒携带者、慢性乙型肝炎,以及相关的肝硬化、肝癌等。健康成人患急性乙肝,90％的患者此抗原都可在恢复期转阴,如持续不转阴意味着病情转为慢性。

表面抗体:是机体对表面抗原所产生的一种特异性抗体,对表面抗原有中和作用,是一种保护性抗体,表明曾经感染过乙肝病毒,但无论是否有症状,机体已经得到恢复,并对乙肝病毒有一定的免疫力。平常我们注射乙肝疫苗,就是为了使这项抗体呈阳性。

e抗原:是核心抗原的成分,表示病毒有复制,急性乙肝时此项呈短暂阳性,如果持续阳性说明转为慢性。在慢性乙肝中,此项阳性常说明有病毒的活动性复制,如果此项转阴并且e抗体转阳,提示病毒复制降低或停止。但有一个例外情况,如果乙肝病毒存在前C区变异,即使e抗原为阴性,也常能检测到有病毒复制。

e抗体:见于急性乙肝的恢复期,多可持续很长时间。慢性乙肝时,其意义如前述。需要说明的是,此抗体并不具有保护性,所以此抗体阳性不代表机体对乙肝病毒有免疫力。

核心抗体:这是核心抗原的抗体,又可分为核心抗体IgM及IgG,临床一般检测总抗体。急性乙肝时,此抗体一般出现于恢复期,可持续数年或更长,甚至终身阳性。慢性乙肝时,需要与其他标志物综合判断。临床有时可单独检测核心抗体IgM,意义在于,急性乙肝时,IgM呈高滴度阳性,特别是表面抗原已经转阴的患者,查到IgM阳性对确诊急性乙肝有很大帮助。如急性乙肝1年内IgM未降至正常,提示病情转慢性。

(2)病毒定量是什么,"PCR"又是什么:乙肝病毒定量(HBV DNA定量)是乙型肝炎病毒在血中有多少数量的直接诊断证据,阳性表示病毒有复制并且有传染性。临床常用于明确诊断、制订抗病毒治疗方案及监测抗病毒疗效。而所谓的"PCR"其实也指的是病毒定量,它是HBV DNA的定量检测方法,被一些人指代为乙肝病毒定量。

　　(3)两对半结果组合起来怎么看:上面分别对"两对半"各项及乙肝病毒定量的意义做了一个简单的介绍,但是绝不能只凭其中一项指标来判断病情,而是应该综合判断。下面的表2将就"两对半"中各项常见组合的意义做一个简要的说明(—代表阴性,＋代表阳性,忽略可能出现的假阳性或假阴性结果)。

表 2　两对半结果组合

序号	HBsAg	HBsAb	HBeAg	HBeAb	HBcAb	临床意义
1.	—	—	—	—	—	过去和现在均未感染过HBV
2.	—	—	—	—	＋	既往感染,未能出现HBsAb;恢复期HBsAg已消失,HBsAb尚未出现,即所谓窗口期;某些不表达HBsAg的慢性乙肝,此时需要与HBV DNA结合判断
3.	—	—	—	＋	＋	意义基本同上
4.	—	＋	—	—	—	既往感染,已痊愈;注射过乙肝疫苗
5.	—	＋	—	＋	＋	急性乙肝感染后恢复期;既往感染
6.	＋	—	—	＋	＋	急性乙肝;慢性乙肝;病毒携带;正在抗病毒期间。此情况需结合HBV DNA及临床病情判断
7.	—	＋	—	—	＋	既往感染;急性乙肝恢复期

序号	HBsAg	HBsAb	HBeAg	HBeAb	HBcAb	临床意义
8.	+	−	−	+	+	急性感染趋向恢复;慢性乙肝;病毒携带;抗病毒治疗后;病毒复制活跃与否需结合 HBV DNA 定量。此情况就是俗称的小三阳
9.	+	−	+	−	+	急性乙肝急性期;慢性乙肝;病毒携带;病毒往往复制活跃。此情况就是俗称的大三阳
10.	+	+	+	−	+	可能是 HBV 不同亚型合并感染

上面只是列举了一些比较常见的情况,但是人与人之间病情的差异非常大,可能会出现不同于上述组合的检测结果,此时切不可盲目对号入座,而是应该咨询有经验的医生,根据自己的病情综合考虑,作出正确的判断。而且乙肝患者日常复查时,最好是将"两对半"与乙肝病毒定量同时检测,这样才能对自己的病情有一个全面的了解。

6. 帮你解读腹部 B 超报告

B超是医学影像学最常用的诊断方法之一,在肝病的诊断中尤其重要,这已经成为肝病医生与患者的共识。但是在肝病患者中,我们常常可以看到这样的情形,因为肝病知识的缺乏,或者虽然了解一些相关知识但却一知半解,很多人仅仅从B超报告字面的意思去理解它,或者妄加推断,给自己带来了许多不必要的烦恼,甚至造成恐慌。例如,看到"肝实质弥漫性损害"、"肝脏弥漫性病变",就认为自己的肝脏整个都坏掉了,看到"肝囊肿"、"肝血管瘤"、"硬化结节",就误以为是恶性的。细心的患者可能还会留意报告上的一些数据,可是不看没关系,一看就吓一跳,怎么这前后相差才一个月,或者才一个星期,这些有关肝脏大小、门脉内径、脾脏厚度等数字就相差这么大呢,甚至同一个医生前后2次给同一个人做的B超数值也不一样呢,这是不是说明我的病情进展很快呢?要想正确解读一张B超报告,我们首先要做的就是知道正常的肝脏,以及与之密切相关的胆囊、脾脏在B超下是什么样子的。

(1)正常肝脏在B超下的各项数值:正常的肝脏轮廓光滑、规则,左叶前后径小于6厘米,上下径小于8厘米,二者之和不能大于15厘米;肝右叶前后径不超过10厘米,斜径不超过14厘米。如果这些都在正常范围,B超报告上往往就不写具体的数值了,如果是异常的,会有专门的注明。

再来说说肝脏的回声,正常的肝脏B超影像,是由大小相似、亮度相近且均匀分布的细小点状亮点组成,出入肝脏的大血管均清晰可见,其中最重要的门静脉,内径不会超过14毫米。正常胆囊长不超过9厘米,前后径一般在3.5厘米以内;空腹时,胆囊壁厚度小于3毫米,胆总管内径一般不超过6毫米。正常脾脏轮廓也应该是光滑、规则的,正常脾脏肋下长径12厘米以内,肋下厚度不超过4厘米,脾静脉内径一般不超过8毫米,而且也应该是由大小相似、亮度相近且均匀分布的细小点状亮点组成。

以上这些数据,是医生判断病情的重要依据,但是由于每个患者之间病情不一,各个医生的水平、经验、习惯各异,B超仪器的性能不同,以及每次B超检查时,测量的定位不可能完全相同,因而每次测定的结果总会有些差异。如果B超的结果稍稍超标,或者与上次相比稍微异常,或者肝脏、脾脏的回声略有变化,不一定就是病情变化加重了,完全不必过分紧张,可过一段时间再复查一下,请医生综合判断。

(2)你的B超报告是下面哪个诊断:肝实质弥漫性损害、弥漫性病变等,在B超报告上非常常见。所谓的"弥漫"是指病变波及整个肝脏,分布均匀,病变不造成局限性的病灶。几乎所有的肝病都可以产生弥漫性病变,包括各型病毒性肝炎、酒精性肝炎、药物性肝炎、脂肪肝等,这些都属于弥漫性病变。所以这只是一个描述病变范围的语句,与病情的轻重毫无关系,可以很轻,也可以很重,要根据临床症状、肝功情况综合判断。

占位性病变:与弥漫性病变相对应的就是局灶性病变,又称占位性病变。较常见的占位病变有肝囊肿、肝血管瘤、原发性肝癌、转移性肝癌等。其中肝囊肿、肝血管瘤属于良性病变,如果不是长得太大而对周围组织产生了压迫症状,一般无需特殊处理,大可不必为此紧张。原发性肝癌、转移性肝癌往往都有比较特征性的表现,但有时仅凭B超不能完全确诊,还要结合临床化验、CT及磁共振等其他检查,甚至必要时肝穿刺活检。

肝硬化:B超典型表现是肝脏体积一般缩小,形态不规则,表面凹凸不平,左右叶比例失调,左叶增大,右叶变小,肝边缘不光滑,内部回声增粗且不均匀,出现斑片样、条索样、结节样回声,并伴有门静脉扩张、脾脏肿大等。有时肝硬化的结节与早期的小肝癌病灶不易区分,此时需要结合 CT、磁共振检查、检验指标等综合判断,必要时还需要做肝穿刺活检或肝动脉造影、B 超造影等协助诊断。有经验的检查者有可能发现早期肝硬化的声像改变,但 B 超的"早期肝硬化"诊断是根据超声特点作出的,与临床诊断的肝硬化不一定完全符合,真正要诊断肝硬化需要有经验的医师结合临床综合判断,患者不必为此加重思想负担。

腹水:肝硬化失代偿的患者或者重型肝炎患者常可能合并腹水,B 超可以清楚地显示腹水的位置、多少、有无包裹局限等,但无法明确腹水的性质,如感染性腹水、癌性腹水、结核性腹水等,明确性质需要做腹腔穿刺,抽取腹水化验。如果腹部 B 超的范围扩大一些,有时还可以通过超声波检查发现胸水(图 4)。

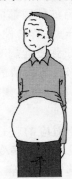

图 4　腹水和胸水

7. 肝穿检查不是把肝脏穿个洞

一般情况下,我们对肝脏病的检查,只是限于抽血化验、做 B 超、CT、磁共振等方法,但它们毕竟都是通过间接的方法来检查肝脏,而肝穿活组织检查,则可以直接对肝组织进行检验,获得第一手资料,对判断病情及确定治疗方案有很大的帮助,其诊断价值远高于血液生化、影像学检查的诊断价值,是公认的肝病诊断金标准。

明白了肝穿的意义,是不是对肝穿也不是那么难以接受了?其实,肝穿是一项非常安全的操作,经过多年的发展,这项技术已经非常成熟了,尤其是现在多数地方已经开展了 B 超引导下的穿刺,可以避开较大的血管,安全性更有保障。而且肝穿针非常细,穿出的肝脏组织一般也就约 2 厘米长,直径 0.2 厘米左右,对于成人肝脏约 1 500 克的大小来说简直是微乎其微,根本不可能在肝脏上穿出一个洞。所以,只要严格掌握肝穿的适应证及禁忌证,由有经验的医师操作,在肝穿过程中遵从医师的指导,是没有多大危险的。

一般来说,肝穿结果包括两部分内容,第一部分是对肝脏病变的详细描述,这一部分专业性很强,非专业人士不容易读懂。第二部分是病理科医生根据病变的情况综合给出的一个病理诊断,其中经常包括肝脏的炎症和纤维化程度,分别用 G 和 S 来表示。这两个指标都分为 0～4 级,0 级表示没有炎症和纤维化,一般认为 G 或 S≥2 的慢性乙肝患者需要进行抗病毒治疗,S＝4 才能诊断肝硬化。

8. 慢性乙肝治愈为啥这么难

(1)病毒性的疾病本身就是一个世界性的难题,至今人类还没有发现能够应用于人体的、安全且有效的杀灭病毒的药物。

(2)乙肝病毒存在于细胞内部,以肝细胞内最多,除了肝细胞,骨髓、胆管、胰腺、肾脏及淋巴细胞等组织的细胞内都可以存在,且不易被清除。

(3)肝细胞核内乙肝病毒的共价环状闭合 DNA (cccDNA)是复制的模板,目前临床上常用的抗病毒药物均无法有效作用于 cccDNA。cccDNA 可以作为复制模板,不断复制新的病毒颗粒,甚至 HBV DNA 和肝细胞的 DNA 还有可能整合在一起,更不易被清除。

(4)乙肝患者的免疫功能往往是不健全的,处于免疫耐受或免疫功能低下的状态下,不能很好地发挥清除病毒的功能。

(5)目前公认的两大类抗乙肝病毒药物,干扰素与核苷(酸)类似物(如拉米夫定、阿德福韦酯、恩替卡韦、替比夫定等),均不具有完全杀灭病毒的作用。干扰素主要是通过作用于某些免疫细胞,激活这些细胞的抗病毒及免疫调节作用,从而间接地发挥抗病毒的作用。另外一类抗病毒药,各种核苷(酸)类似物,均只是作用于病毒复制周期中的某一环节,只能起到抑制病毒复制的作用,也无法彻底杀灭病毒。

9. 病毒量这么大,医生咋不给药

很多乙肝患者的病毒定量检测结果,往往达到 10 的 5 次方,6 次方,甚至 7 次方、8 次方、9 次方,但当他们满怀希望来到医院,希望医生给开一些能够降病毒的药时,多数情况下却被告知现在还不适合抗病毒治疗,只需定期观察即可。这又是怎么一回事呢,病毒量已经这么高了,那病情是不是已经很严重了,为什么医生却不给用药呢?要弄清楚原因,我们首先应该从乙肝的发病机制说起。

严格来说,乙型肝炎的发病机制还是一个比较复杂的问题,迄今尚未完全阐明。经过国内外学者多年来的大量研究，基本上可以搞清楚的是，乙肝患者出现的肝脏损伤，主要原因并不是乙肝病毒在肝细胞内复制直接导致，而是机体的免疫反应所致。

病毒进入人体后，可以迅速经血流进入肝脏细胞并在其内复制，同时因病毒是外来异物，它又可以激发人体的免疫系统。当免疫系统被激活后，就可以特异性地识别被病毒感染的肝细胞，并对其展开攻击，在这个过程中，病毒被清除了，但是机体也付出了肝细胞被破坏的代价，临床上就会出现一系列的症状及肝功的异常。

成年人感染乙肝病毒，多数为急性，可以通过上述的免疫反应清除病毒，可以说获得了根治。但是，目前我们国内的乙肝患者多数为慢性乙肝，那是因为此类患者多数是母婴垂直传播，在婴幼儿时期即感染上了乙肝病毒，常常因当时免疫功能尚未发育健全，致使病毒进入机体后，免疫系统无法识别和攻击病毒，医学上称之为"免疫耐受"，通俗点说，就是病毒与人体暂时的、相对的"和平共存"，而这个"和平共存"的时间长短不定，可以是几年、十几年、几十年，甚至终生。

也有一小部分成年患者因免疫功能的异常或低下，急性期没有完全清除乙肝病毒，从而形成"免疫耐受"。所以说，病毒量的高低，并不直接代表病情的轻重。处于"免疫耐受"期的患者，体内病毒量可以很高，但因为机体免疫系统未对病毒展开攻击，肝功能可以长期保持稳定；另一方面，如果机体免疫系统启动了对病毒的攻击，即使这时候病毒定量很低，也有可能使得肝功能反复波动，病情不断进展。

前面介绍过，目前临床尚无治疗乙肝病毒的特效药,应用最广且效果肯定的抗病毒药物,主要是干扰素及核苷(酸)类似物两大类,但它们都不能完全杀灭病毒,而只是通过调节免疫或抑制病毒复制等机制来达到抗病毒目的。它们的使用均有严格的适应证,而病毒的高低并不是用药与否的决定条件。我们在适当的时机给予抗病毒治疗,可以促使病情好转,改善肝组织的炎症和坏死,从而延缓病情的进展。

目前国内外权威的乙肝治疗指南均认为,对一些病毒复制活跃而且肝脏有炎症的患者进行抗病毒治疗,是非常有积极意义的。如前所述,在这种情况下机体免疫系统正在对病毒展开攻击,此时加用抗病毒药物,可以起到里应外合的作用,有利于抑制病毒,达到抗病毒的疗效。

而对于多数肝脏无明显炎症、肝功能正常的患者,即平时所称的乙肝病毒携带者,无论这类患者病毒数量多少,目前治疗共识是暂时可以不接受抗病毒治疗。因为此种情况即使应用了抗病毒药物,效果也往往很差,而且还有可能造成病毒变异,事倍功半、得不偿失。只需保持良好的心态、戒酒、不过度疲劳,不使用损肝药物、定期到医院检查肝功能、B超等即可。如有不适或超声波检查有变化,则可以选择做肝穿组织活检,通过病理判断肝脏的炎症及纤维化程度,在正规医院专科医生的指导下进行抗病毒治疗。

三、预防肝炎

1. 饮食起居防肝炎

在传染病的预防中主要有三个环节,一是消灭传染源,二是切断传播途径,三是保护易感人群,而切断传播途径是我们日常生活中最需要注意的。所以,对于病毒性肝炎这样的传染病,要针对其不同的传播途径采取不同的预防方法(图5)。

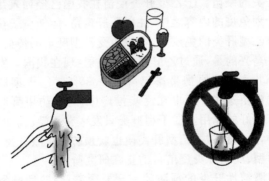

图5 切断传播途径

甲型肝炎与戊型肝炎经消化道传染,预防的方法主要是:注意饮食卫生,饭前便后洗手,不喝生水。生食水产食品有传染甲型或戊型肝炎的可能,最好不生吃。

乙型肝炎、丙型肝炎和丁型肝炎病毒经血液、体液传染。所以,应该尽量避免不必要的输血和应用血液制品,如白蛋白、球蛋白、血浆等;尽量减少不必要的注射,如确需应用,要应用合格的"一次性"注射器或输液器。避免用不洁的穿刺针、针灸针、牙钻、内镜等介入性医疗仪器;不要用不消毒的剃须刀、穿耳针、文身针等;在家庭生活中,如果家庭成员中有乙肝或丙肝病毒的感染者也应注意避免血液、体液的接触,不要共用毛巾、牙刷等,及时注射疫苗,以防密切生活接触感染。

需注意的是,乙、丙肝的性传播是体液传播的一种,注意婚前检查,及时采取预防措施非常必要。

目前已经正式使用的肝炎疫苗为甲型肝炎与乙型肝炎的疫苗。①乙型肝炎疫苗在我国已经列入儿童计划免疫的内容之中,注射乙肝疫苗,能使孩子获得对乙型肝炎的免疫力,可以免受乙型肝炎的传染。令人高兴的是,通过乙肝疫苗的注射,现在我国 5 岁内小儿表面抗原携带率已降至 0.96%。②甲型肝炎的疫苗这些年来也在逐步推广中,对预防甲型肝炎有较好的作用。③丁型肝炎只发生在感染乙肝的人群,所以预防了乙型肝炎便也就预防了丁型肝炎。④丙型、戊型肝炎疫苗目前正在研究阶段。

酒精性肝炎的预防就一定要限酒;脂肪性肝炎常与肥胖症、糖尿病共存。要远离脂肪肝,应从调节饮食入手。

2. 怎样阻断"母婴传播"

所谓"母婴传播"是指体内携带乙肝病毒的孕妇,在怀孕期间或分娩过程中将乙肝病毒传播给胎儿或新生儿,这种传播方式也叫垂直传播。它曾是乙肝最重要、最具威胁性的传播方式。

乙肝母婴传播危害巨大,据不完全统计,我国现有乙肝病例有一半以上都是由于母婴传播造成的,因此阻断母婴传播是防治乙肝的关键。如果乙肝女性在怀孕前后预防措施得当,母体的乙肝病毒向宝宝传播大部分是可以被阻断的。那么如何阻断呢?

对 HBsAg 阳性母亲的新生儿,应在出生后 24 小时内尽早注射乙型肝炎免疫球蛋白(HBIG),最好在出生后 12 小时内,剂量应≥100 国际单位(IU),同时在不同部位接种 10 微克重组酵母或 20 微克中国仓鼠卵母细胞(CHO)乙型肝炎疫苗,间隔 1 和 6 个月分别接种第二和第三针乙型肝炎疫苗(各 10 微克重组酵母或 20 微克 CHO 乙型肝炎疫苗),可显著提高阻断母婴传播的效果。

也可在出生后 12 小时内先注射一针HBIG,1 个月后再注射第二针HBIG,并同时在不同部位接种一针 10 微克重组酵母或 20 微克CHO乙型肝炎疫苗,间隔 1 和 6 个月分别接种第二和第三针乙型肝炎疫苗(各 10 微克重组酵母或 20 微克CHO乙型肝炎疫苗)。后者不如前者方便,但其保护率高于前者。

这样可以使近 90%(目前调查统计母婴阻断率约为 87.8%)的新生儿免受乙肝病毒的垂直传播,获得一个健康的身体。

一般不建议"大三阳"的母亲用母乳喂养;"小三阳"的母亲,如病毒含量较低,婴儿又注射了乙肝疫苗和乙肝免疫球蛋白,可以母乳喂养。

乙肝病毒携带者产妇,需养成良好的卫生习惯,经常洗手,不要口对口喂孩子吃东西。只要孩子出生后立即采取乙肝阻断措施,不妨碍产妇带孩子。

当然。孕前根据医生建议,选择时机,进行积极的抗病毒治疗,降低病毒复制水平是最基础、最根本的阻断措施。

关于分娩方式的选择,多数研究认为:剖宫产可减少产程中的传播。但目前阴道分娩也较多,主要是观察发现,经过上述免疫阻断措施后失败的情况,多是因宫内感染所致,也就是在分娩前就已感染。而阴道分娩是最自然分娩过程,对母婴也有许多益处。当然,选择阴道分娩需随时判断产程是否顺利。

3."乙肝母亲"在什么情况下可怀孕

乙肝病毒携带者经随访检查,肝功能正常,B超检查未提示肝硬化等严重情况,可以考虑怀孕,最好选择 HBV DNA 水平较低时。

患急性肝炎或轻度慢性肝炎的妇女,经过治疗和调养后,检查肝功能恢复正常,体力完全恢复半年后可考虑怀孕。

上述情况,大部分可安全度过孕期,仅个别报告可致病变活动,如肝功能异常需慎重选择保肝药物,尤其在妊娠早期,更应避免药物导致胎儿畸形的可能;轻型慢性乙肝患者如多次妊娠,可能加重病情。

如果 B 超检查发现肝炎已经发展到肝硬化程度,最好不要怀孕。肝硬化如果处于失代偿阶段,怀孕对母体病情影响大,可导致病情的恶化,甚至诱发慢性重型肝炎。

另外,随着肝脏移植手术的日益普及,也面临肝脏移植接受者妊娠。一般来说,如果移植的肝脏状况稳定,在移植一年后可怀孕,已有成功的例子,但早产、婴儿低体重及孕母高血压的发生率可增加。免疫抑制药应继续进行治疗,尚无免疫抑制药如泼尼松、硫唑嘌呤、环孢素等药致畸的报道。

肝硬化的孕妇较多发生上消化道出血，静脉滴注血管加压素可引起早产，应尽可能避免，内镜下硬化治疗是首选。由于阴道分娩可使门脉压增高，可考虑行剖宫产。

4."是药三分毒"——注意药物性肝炎

所谓药物性肝炎，简单说就是由药物而引起的肝脏损伤。可表现为肝细胞坏死、胆汁淤积、慢性肝炎或肝硬化等。其发病率逐年增高，由药物所致的暴发性肝衰竭占 $10\% \sim 20\%$，慢性肝炎占 $1/4 \sim 2/3$。

肝脏是人体的代谢与解毒器官，任何药物吃下去，都必须经过肝脏来代谢与转化，尤其是口服药物由胃肠吸收后即进入肝脏，在肝内的浓度比在血液及其他器官里要高。需要经过氧化、还原、水解及结合等转化过程，这需要肝细胞内的多种酶参与。由于药物及代谢产物的毒性作用或机体对药物产生过敏反应，对肝脏造成损害，引起肝组织发炎，就是药物性肝炎。

用药后是否发生肝损害，除了药物本身的作用外，与个体差异也有很大关系，即与个人体内肝药酶的情况有关。另外，对于有肝病的人，其肝细胞本已受损，再去代谢与转化药物，工作量自然增加，引起损伤的机会就更大。

因此，肝炎患者用药需加倍慎重，不但要避免可能损害肝功能的药物，而且必须强调合理用药。也就是根据病情，以及肝功能受损的程度，在医师指导下实施治疗，并注意尽量减少用药种类，减轻肝脏负担。

据初步统计，有 600 多种常用药物不同程度地具有肝脏毒副作用。大致分为以下几类：

(1)金属类药物：如锑、汞、砷等。

(2)麻醉镇静药：如乙醚、氯仿、吗啡、氯丙嗪、巴比妥类安眠药，以及苯妥英钠等抗癫痫药等。

(3)解热镇痛药：如保太松、复方阿司匹林、扑热息痛及消炎痛等。

(4)抗菌药：如磺胺类、呋喃类、四环素、氯霉素、红霉素、氨苄青霉素、先锋霉素、新生霉素、酮康唑、环丙沙星、诺氟沙星等。

(5)抗结核药：如异烟肼、利福平、对氨基水杨酸钠等。

(6)抗精神病药：如氯丙嗪及其他吩噻嗪类药物和氯呱啶醇,三环类抗抑郁药阿米替林等。

(7)激素类药：如类固醇类,同化类固醇、避孕类固醇等可致胆汁淤积。

(8)抗甲状腺药：如甲亢平、他巴唑、甲基硫氧嘧啶、硫脲嘧啶等。

(9)降脂药：如安妥明、血脉宁、门冬酸胺酶等。

(10)降血糖药：如优降糖、达美康、拜唐苹、二甲双胍、糖适平等。

(11)抗肿瘤药：如氨甲喋呤、6-巯嘌呤等。

需要提醒大家注意的是,中草药引起的药物性肝炎日益增多。据报道:中药是引起药物性肝炎的第三位罪魁。常见的可能会引起肝损害的单味中药有：雷公藤、黄药子、苍耳子、金不换、老虎节、何首乌、蜈蚣粉、朱砂、雄黄、千里光、蜈蚣、黄连、黄柏、大黄、泽泻、天花粉等;中成药有：首乌片、壮骨关节丸、复方青黛丸,以及白癜风胶囊、白蚀丸、白癜风1号、克银丸等抗白癜风药物。

药物性肝炎比较容易发生在成年人,以结核病用药为例,其发生肝炎的几率是随着年龄而增加的。性别也是一个影响因素,通常女性比男性更容易形成药物性肝炎。此外,原本有肝病的,如乙型肝炎、丙型肝炎、肝硬化患者,在使用抗结核药、抗真菌药、止痛药、麻醉药等时更应格外注意。同时服用数种有交互作用的药物,也比较容易罹患药物性肝炎。

5. 爱护肝脏,饮酒要适度

酒精性肝病是由于长期大量饮酒所致的肝脏疾病,初期通常表现为脂肪肝,进而可发展成酒精性肝炎和酒精性肝硬化(图 6)。

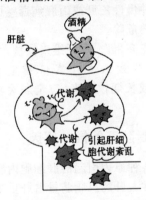

图 6 饮酒致肝病

现在认为每天 40 克的酒精含量持续喝 5 年以上,慢性肝病、肝硬化就会接踵而至。40 克的酒精量约相当于白兰地 100 毫升、威士忌 120 毫升、50°的白酒 100 克、红酒 250 克、黄酒 250 克、啤酒 2 瓶。女性由于体型较小,脂肪含量高,喝相同量的酒,其血液中酒精浓度也高于男性,同时受雌激素的影响,胃排空时间延长,酒在胃中停滞时间加长,酒精的吸收也就增加。女性甚至在停止喝酒后也容易由酒精性肝炎变成肝硬化。因此,女性酒精性肝病诊断标准里每日饮酒量要减半(即酒精量≥20 克/天)。

计算酒精摄入量可以套用以下的公式:摄入的酒精量(克数)=饮酒量(毫升数)×酒精浓度(%)×0.8。例如,一次喝 52 度(52%)的白酒 100 毫升,摄入的酒精量就为 41.6 克(100×52%×0.8)。

长期酗酒者也并非每个人都发生慢性肝炎或肝硬化,一般认为酒精性肝硬化的发生与饮酒者的饮酒方式、性别、遗传因素、营养状况及是否合并肝炎病毒感染有关。一次大量饮酒较分次少量饮酒的危害性大(因此,酒精性肝病诊断标准里关于饮酒量还有一种标准,即 2 周内有大量饮酒史,折合酒精量>80 克/天),每日饮酒比间断饮酒的危害性大。营养不良、蛋白质缺乏、合并慢性乙肝或丙肝病毒感染等因素都会增加肝硬化的危险。

饮酒后要及时补充高蛋白、高纤维素饮食,尤其应补充 B 族维生素、维生素 A、维生素 C、维生素 K 及叶酸等。大量饮酒或长期饮酒者,应定期检查肝功能。

6. 肥胖不是得脂肪肝的惟一原因

脂肪肝是指由于各种原因引起的肝细胞内脂肪堆积过多的病变。正常人肝的总脂肪量占肝重量的 5%,若总脂肪量超过肝重量的 5%,即称脂肪肝。

脂肪肝不是一种独立的疾病,它是由多种因素或疾病引起的肝细胞内脂肪过度堆积的代谢性疾病,严重者可导致肝硬化。由于营养过剩,脂肪在体内过多堆积而发生超重和肥胖,是造成脂肪肝的主要因素,但并非惟一的原因。引起脂肪肝的原因是多方面的,常见的有酒精、营养过剩、肥胖、糖尿病、高脂血症、营养不良、中毒、感染等。

严重偏食所导致的营养素不平衡，是当今营养不良的主要原因。

7. 自身免疫性肝炎不传染

近年来，随着认识和检测手段的提高，自身免疫性肝炎在肝炎发病中所占比例有所加大。而对于这种并不具有传染性的肝炎，很多人还并不认识。

人体细胞也会"同室操戈"，自身免疫性肝炎便是其中典型的一例。打个比方，其实就是由于免疫功能紊乱，上演的一场"自己人打自己人的悲剧"，导致肝损害。

与病毒性肝炎相比，该病有其特点。由于免疫细胞自相残杀，其他器官也会受到株连，因此自身免疫性肝炎常常伴有其他病变，如关节炎、结肠炎、肾炎、心肌炎、皮肌炎、干燥综合征等，这些病变医学上称为肝外表现。有经验的医生会从肝外表现发现线索，顺藤摸瓜，从而发现自身免疫性肝炎。目前，检测自身抗体，如抗肝细胞膜抗体、抗核抗体、抗平滑肌抗体等，已成为诊断自身免疫性肝炎的重要手段。此病患者可检查出以下结果：肝功能异常，转氨酶、胆红素升高，免疫球蛋白 G（IgG）升高，自身抗体阳性，肝穿检查可见肝细胞炎症坏死。

因自身免疫性肝炎与遗传因素密切相关，故很难预防，但却可以控制，及早发现、及时治疗极为重要。临床上排除了酒精、药物、病毒等发病因素的肝病患者，要警惕自身免疫性肝炎在作怪。及时检查自身抗体，必要时行肝穿病理检查，有助于确诊。

四、治疗肝炎

1. 肝炎治疗应把握好时机

肝炎治疗主要包括抗病毒、免疫调节、抗炎保肝、抗纤维化几个方面。

(1)抗病毒治疗：是乙肝治疗的关键，但也并不是见病毒就抗，肝炎治疗，时机很重要！以下情况可考虑抗病毒治疗：

1)HBV DNA ≥10^5拷贝/毫升(HBeAg 阴性者为≥10^4拷贝/毫升)。

2)ALT≥2×ULN(ULN 意为正常值上限)；如用干扰素治疗，ALT 应≤10×ULN，血总胆红素水平应<2×ULN。

3) 如 ALT < 2 × ULN，但肝组织学显示 Knodell HAI ≥4，或≥G2(均为炎症程度分级标准)为炎症坏死。

具有 1 并有 2 或 3 的患者应进行抗病毒治疗；对达不到上述治疗标准者，应监测病情变化，如持续 HBV DNA 阳性，且 ALT 异常，也应考虑抗病毒治疗。

应注意排除由药物、酒精和其他因素所致的 ALT 升高，也应排除因应用降酶药物后 ALT 暂时性正常。在一些特殊病例如肝硬化，其 AST 水平可高于 ALT，对此类患者可参考 AST 水平。

总之，慢性乙肝的治疗多数并不能根除乙肝病毒,并且存在较多问题。因此,在开始抗病毒治疗前,要仔细考虑年龄,病情进展速度,肝病的严重程度,应答的可能性及潜在的不良反应。如果在不久的将来(5~10 年)存在肝病加重或死亡的危险,以及治疗可能获得较高的持续病毒应答,就应当考虑治疗。如果在预知的将来(10~20 年)存在肝病加重或死亡的危险并很有可能获得持续病毒应答,也可考虑治疗。如果在今后 20 年内肝病相关病死率及治疗后获得持续应答较低的情况,则不考虑治疗。因为慢性乙肝病情波动的特性,肝病加重或死亡的危险在所有慢性感染者过程不尽相同。因此,需要对每个个体不断监测,以做好危险评估。

(2)免疫调节治疗:免疫调节治疗是慢性乙型肝炎治疗的重要手段之一,但目前尚缺乏乙型肝炎特异性免疫治疗方法。胸腺肽 α_1 可增强非特异性免疫功能,不良反应小,使用安全,对于有抗病毒适应证,但不能耐受或不愿接受干扰素和核苷(酸)类似物治疗的患者,有条件可用胸腺肽 α_1,每次 1.6 毫克,每周 2 次,皮下注射,疗程 6 个月。

(3)抗炎保肝治疗:肝脏炎症坏死及其所致的肝纤维化是疾病进展的主要病理学基础,因而如能有效抑制肝组织炎症,有可能减少肝细胞破坏和延缓肝纤维化的发展。甘草酸制剂、水飞蓟素类等制剂活性成分比较明确,有不同程度的抗炎、抗氧化、保护肝细胞膜及细胞器等作用,临床应用这些制剂可改善肝脏生物化学指标。双环醇等五味子制剂也可降低血清氨基转移酶特别是 ALT 水平。

抗炎保肝治疗只是综合治疗的一部分,并不能取代抗病毒治疗。对于 ALT 明显升高者或肝组织学明显炎症坏死者,在抗病毒治疗的基础上可适当选用抗炎和保肝药物。不宜同时应用多种抗炎保肝药物,以免加重肝脏负担及因药物间相互作用而引起不良效应,也不宜在肝功能正常时,盲目应用保肝抗炎药物。

(4)抗纤维化治疗:有研究表明,经 IFNα 或核苷(酸)类似物抗病毒治疗后,肝组织病理学可见纤维化,甚至肝硬化有所减轻,因此,抗病毒治疗是抗纤维化治疗的基础。另外,根据中医学理论和临床经验,肝纤维化和肝硬化属正虚血瘀证范畴。因此,对慢性乙型肝炎肝纤维化及早期肝硬化的治疗,多以益气养阴、活血化瘀为主,兼以养血柔肝或滋补肝肾。据报道,国内多家单位所拟定的多个抗肝纤维化中药方剂均有一定疗效。如乌鸡白凤丸、复方鳖甲软肝片、大黄䗪虫丸均是临床较常用的中成药。

2. 抗病毒治疗有哪些药,如何选择

目前,临床上常用的抗病毒治疗主要有干扰素和核苷(酸)类似物两大类。

(1)干扰素:是一种广谱抗病毒药,它并不能直接杀灭病毒,而是作用于细胞受体,诱导和激活细胞抗病毒蛋白分子基因,起到抑制病毒作用。通过诱导寡腺苷酸合成酶和蛋白激酶,抑制病毒复制,同时,诱导其他抗病毒蛋白,以及激活自然杀伤细胞和抗原特异性 T 细胞,诱导和加强细胞表面的主要组织相容性复合物抗原表达,促进免疫应答,抑制或杀灭细胞内病毒,所以干扰素在抗病毒的同时还有免疫调节的双重作用。

常用的有普通干扰素和长效干扰素两种。普通

干扰素价格低(从十几元到几十元不等),每次使用 300万~600万单位,需每天或隔日肌内注射;长效干扰素目前均是进口药物,称聚乙二醇干扰素,有派罗欣和佩乐能2种,价格较昂贵(每支在960~1340元不等),每周皮下注射1次。两者相比,短效干扰素主要优点是价格低、不良反应相对较少,而长效干扰素的主要优点是疗效相对要好,使用较为方便,但价格高。

HBeAg阳性患者经普通干扰素α(普通IFN-α)治疗4~6个月后,HBV DNA转阴率为37%,HBeAg转阴率为33%;有关HBeAg阴性患者的研究表明,治疗后HBV DNA持久阴转率仅为10%~47%(平均24%)。用长效干扰素(聚乙二醇化干扰素α)治疗HBeAg阳性慢性乙型肝炎48周并停药随访24周,HBeAg血清学转换率为32%;HBeAg阴性患者治疗48周后随访24周,HBV DNA$<2\times$$10^4$拷贝/毫升的患者为43%,随访48周时为42%。

在使用聚乙二醇干扰素治疗的患者中,治疗之后发生HBeAg血清转换的患者,9%~11%可以出现表面抗原转阴,这也是目前认为的"乙肝治愈标准"。

(2)核苷(酸)类似物:是一组高效的口服抗病毒药物,服用方便,抗病毒作用明确,不良反应较少。但因其作用原理是抑制HBV DNA多聚酶的活性,尚不能完全抑制和清除HBV复制的原始模板(HBVcccDNA),如过早停药,易使病情复发;用久还会出现病毒变异,使药物失去作用。

拉米夫定(lamivudine,LAM/LAV/3-TC):每日口服1片(100毫克),每月治疗费用300多元。

可明显抑制 HBV DNA 水平，HBeAg 血清学转换率随治疗时间延长而提高，治疗 1、2、3、4 和 5 年后 HBeAg 血清转换率分别为 16%、17%、23%、28% 和 35%；治疗前 ALT 水平较高者，一般 HBeAg 血清学转换率也较高。长期治疗可以减轻炎症，降低肝纤维化和肝硬化的发生率。

随用药时间的延长患者发生病毒耐药变异的比例增高（第 1、2、3、4 年分别为 14%、38%、49% 和 66%），从而限制其长期应用。部分病例在发生病毒耐药变异后，未及时发现和处理，会出现病情加重，少数甚至发生肝功能失代偿。

阿德福韦酯（adefovir dipivoxil，ADV）：每日口服 1 片（10 毫克），每月费用 300～600 元（进口）。在 HBeAg 阳性慢性乙型肝炎患者，口服阿德福韦酯可明显抑制 HBV DNA 复制，应用 1、2、3 年时的 HBV DNA 转阴率（＜1 000 拷贝/毫升）分别为 28%、45% 和 56%，HBeAg 血清学转换率分别为 12%、29% 和 43%，其耐药发生率分别为 0%、1.6% 和 3.1%；治疗 HBeAg 阴性者 1、2、3 年的耐药发生率分别为 0%、3.0% 和 5.9%～11%。本药对拉米夫定耐药变异的代偿期和失代偿期肝硬化患者均有效。在较大剂量时有一定肾毒性，主要表现为血清肌酐的升高和血磷的下降，但每日 10 毫克剂量对肾功能影响较小，每日 10 毫克，治疗 48～96 周，有 2%～3% 患者血清肌酐较基线值上升＞0.5 毫克/分升（44.2 微摩尔/升）。因此，对应用阿德福韦酯治疗者，应定期监测血肌酐和血磷。

阿德福韦酯已获我国 SFDA 批准，用于治疗慢性乙型肝炎。本药适合于需长期用药的较低病毒量患者或已发生拉米夫定耐药者。

恩替卡韦（entecavir，ETV）：成人每日口服 1 片（0.5 毫克），每月费用约 1 100 元。能强效抑制 HBV DNA 复制，疗效优于拉米夫定，对发生病毒 YMDD 变异者，需将剂量提高至每日 1 毫克。对初治患者治疗 1 年时的耐药发生率为 0，但对已发生 YMDD 变异患者治疗 1 年时的耐药发生率为 5.8%，是目前 4 种药物中抗病毒力量较强，耐药发生较低的药物。

替比夫定（tebivudine，L-dT）：每日 1 片（600 毫克）口服，每月费用约 700 元。抑制乙肝病毒复制，替比夫定比拉米夫定更有效，对 HBeAg 阳性患者，其 1 年、2 年 HBV DNA 阴转率分别为 60% 和 54%；ALT 复常率 77% 和 67%。对 HBeAg 阴性患者，1 年、2 年 HBV DNA 阴转率分别为 88% 和 79%；ALT 复常率 74% 和 75%。耐药率低于拉米夫定，但与拉米夫定有交叉耐药。治疗 1 年、2 年时，耐药率：在 HBeAg 阳性患者分别为 4.4% 和 21.6%，HBeAg 阴性患者 2.7% 和 8.6%，是目前上市的核苷（酸）类药物中惟一的妊娠 B 级药物（动物实验证实妊娠安全）。

替诺福韦酯（tenofovir disoproxil fumarate）：治疗剂量为每日 300 毫克。替诺福韦酯与阿德福韦酯结构相似，但肾毒性较小。研究结果显示，其抑制 HBV 的作用优于阿德福韦酯。持续应用替诺福韦酯治疗 3 年时，72% 的 HBeAg 阳性患者和 87% 的 HBeAg 阴性患者血清 HBV DNA ＜ 400 拷贝/毫升，亦未发现耐药变异。也属妊娠 B 级药物。本药在我国近期将被批准上市。

传统的中药也有一定的抗病毒作用,按中医理论,感染的肝炎病毒,被称为邪气,病毒性肝炎患者免疫功能失调,称为正气不足,所以扶正祛邪是治疗病毒性肝炎的总则。

已证实许多中草药具有抗乙肝病毒的作用,清热利湿、凉血解毒、活血化瘀的中药,如云南苦味叶下珠和广西苦味叶下珠、天花粉、苦参、山豆根、虎杖、蒲公英、大青叶、板蓝根、紫草、连翘、大黄、丹参、生地黄、牡丹皮、赤芍、草河车、茵陈、地耳草、郁金、土茯苓、白茅根等。

但目前研究较多,作用较为肯定的仍然是云南苦味叶下珠和广西苦味叶下珠、天花粉、山豆根、苦参、虎杖,且联合用药比单味药物的抗病毒作用更强。

临床上应用的氧化苦参碱注射液、肝炎灵注射液均为中药制剂,有一定的抗病毒作用,可作为临床抗乙肝、丙肝病毒的辅助或补充用药。

近年来,从藏药波棱瓜子中提取的有效成分制成的肝能滴丸,临床实践证明也有一定的抗病毒作用。

(3)抗病毒用药的个体化设计:干扰素及核苷(酸)类似物哪个更好,该如何选择?这个问题几乎是专科医生每天都要回答的,困扰着许多需要抗病毒的病友,也是需要医生花费心血,好好结合患者具体情况进行个体化设计的。

干扰素疗效尚可,疗程明确,停药复发率较低,不会出现病毒变异耐药。但要注射应用,且往往需1年以上,初期不良反应明显,需进行密切观察。

口服核苷(酸)类药服用方便,病毒抑制速度较快,对身体状况及年龄要求低,不良反应轻。但治疗终点难达到,停药复发率高,治疗期间易出现病毒变异,导致治疗失败,而联合用药及长期用药患者经济负担重,且需停药后方可妊娠。

因此,对每位患者而言,需结合具体年龄、身体状况、婚育情况、经济条件、工作性质、病情演变速度、治疗配合情况等多方面因素考虑。

一般来说,年轻,身体条件好,治疗依从及耐受性好,尚未生育,工作相对稳定的初治患者多选择应用干扰素治疗,条件好的可选择长效干扰素。

而年龄较大,身体状况及肝功能较差,不需考虑生育的,工作条件不稳定,注射不方便或难以耐受干扰素不良反应的,多选择口服药。

3. 干扰素治疗需注意的问题

(1)找准时机,知己知彼——干扰素抗病毒疗效的预测因素

有下列情况者常可取得较好的疗效:①治疗前高 ALT 水平。②HBV DNA$< 2 \times 10^8$拷贝/毫升。③女性。④病程短。⑤非母婴传播。⑥肝脏纤维化程度轻。⑦对治疗的依从性好。⑧无 HCV、HDV 或 HIV 合并感染者。其中治疗前 HBV DNA、ALT 水平及患者的性别是预测疗效的主要因素。治疗 12 周时的早期病毒学应答对预测疗效也很重要。

(2)认真对待,保障安全——干扰素治疗期间的监测和随访

治疗前应检查:

1)生物化学指标,包括 ALT、AST、胆红素、白

蛋白及肾功能。

2)血常规、甲状腺功能、血糖及尿常规。

3)病毒学标志物,包括 HBsAg、HBeAg、抗-HBe 和 HBV DNA 的基线状态或水平。

4)对于中年以上患者,应做心电图检查和测血压。

5)排除自身免疫性疾病。

6)尿人绒毛膜促性腺激素(HCG)检测以排除妊娠。

治疗过程中应检查:

1)开始治疗后的第一个月,应每 1～2 周检查 1 次血常规,以后每月检查 1 次,直至治疗结束。

2)生物化学指标,包括 ALT、AST 等,治疗开始后每月查 1 次,连续 3 次,以后随病情改善可每 3 个月 1 次。

3)病毒学标志物,治疗开始后每 3 个月检测 1 次 HBsAg、HBeAg、抗-HBe 和 HBV DNA。

4)其他,每 3 个月检测 1 次甲状腺功能、血糖和尿常规等指标;如治疗前就已存在甲状腺功能异常,最好先用药物控制甲状腺功能异常,然后再开始干扰素治疗,同时应每月检查甲状腺功能;治疗前已患糖尿病者,也应先用药物控制糖尿病,然后再开始干扰素治疗。

5)应定期评估精神状态,尤其是对出现明显抑郁症和有自杀倾向的患者,应立即停药并密切监护。

(3)不良反应,积极应对——干扰素的不良反应及其处理

1)流感样症候群表现为发热、寒战、头痛、肌肉酸痛和乏力等,可在睡前注射 IFNα,或在注射干扰

素同时服用解热镇痛药,以减轻流感样症状。随疗程进展,此类症状可逐渐减轻或消失。

2)一过性骨髓抑制,主要表现为外周血白细胞(中性粒细胞)和血小板减少。如中性粒细胞绝对计数≤$1.0×10^9$/升,血小板<$50×10^9$/升,应降低IFNα剂量;1～2周后复查,如恢复,则逐渐增加至原量。如中性粒细胞绝对计数≤$0.75×10^9$/升,血小板<$30×10^9$/升,则应停药。对中性粒细胞明显降低者,可试用粒细胞集落刺激因子(G-CSF)或粒细胞巨噬细胞集落刺激因子(GM-CSF)治疗,也可应用提升白细胞及血小板的口服药物治疗。

3)精神异常可表现为抑郁、妄想症、重度焦虑等精神病症状。因此,使用干扰素前应评估患者的精神状况,治疗过程中也应密切观察。抗抑郁药可缓解此类不良反应,但对症状严重者,应及时停用IFNα。

4)干扰素可诱导产生自身抗体和自身免疫性疾病,包括抗甲状腺抗体、抗核抗体和抗胰岛素抗体。多数情况下无明显临床表现,部分患者可出现甲状腺疾病(甲状腺功能减退或亢进)、糖尿病、血小板减少、银屑病、白斑、类风湿关节炎和系统性红斑狼疮样综合征等,严重者应停药。

5)其他少见的不良反应包括肾脏损害(间质性肾炎、肾病综合征和急性肾衰竭等)、心血管并发症(心律失常、缺血性心脏病和心肌病等)、视网膜病变、听力下降和间质性肺炎等,发生上述反应时,应停止干扰素治疗。

(4)不能盲目应用——干扰素治疗的禁忌证

绝对禁忌证:妊娠、精神病史(如严重抑郁症)、未能控制的癫痫、未戒断的酗酒/吸毒者、未经控制的自身免疫性疾病、失代偿期肝硬化、有症状的心脏病、治疗前中性粒细胞计数＜$1.0×10^9$/升和治疗前血小板计数＜$50×10^9$/升。

相对禁忌证:甲状腺疾病、视网膜病、银屑病、既往抑郁症史、未控制的糖尿病、未控制的高血压、总胆红素＞51微摩尔/升,特别是以间接胆红素为主者。

总之,有关干扰素治疗,最重要的是在治疗前尽量充分了解治疗相关问题,尽量坚持足剂量、足疗程,才会取得更好疗效。

4. 干扰素治疗失败后还能改用核苷(酸)类药吗

回答是肯定的。但要区分两种不同的情况。其一是干扰素治疗无效,HBV DNA 未转阴或未下降,且肝功能持续波动,这种情况应马上改用核苷(酸)类药物治疗。另一种情况是虽然 HBV DNA 无任何改善,但肝功能正常,可以停用干扰素治疗,并密切观察肝功能的变化。若肝功能一直正常,则可以暂时不用抗病毒药物。同时临床应用也观察到,尚有少数此类患者在停用干扰素治疗后的 1～2年内,HBV DNA 可以阴转,这可能是所谓的干扰素的"后续效应"。假如停用干扰素一段时间后,又出现肝功能波动且达到治疗的适应证时,可改用核苷(酸)类药物治疗。

5. 核苷(酸)类药治疗后能改用干扰素吗

慢性乙型肝炎不是一种能短期治愈的疾病,核苷(酸)类药只是抑制了病毒复制过程的一个环节，并没有完全清除病毒，停药后乙肝病毒往往会再次活跃复制。所以在相当长的一段时期内，是需要继续维持治疗的。

有部分人在开始使用核苷(酸)类药物时对其认识不足，使用过程中又想换用干扰素治疗，这种想法可以理解，但实际行动起来却相当困难，要根据具体情况来定。

(1)原发无应答：使用核苷(酸)类药物半年时间，病毒下降不明显，考虑该核苷(酸)类药物疗效差。这种情况一般可改用另一种抗病毒效果较好的核苷(酸)类药物。当然，如果患者不希望再用核苷(酸)类药物，可以试用干扰素。

(2)耐药后的补救治疗：就是说开始使用核苷(酸)类药物有效果，但之后由于病毒变异，病毒载量再次升高或者肝功能异常等。对于这种情况，可以加用或改用其他核苷(酸)类药物。但是，如果患者坚决拒绝使用核苷(酸)类药物，可以在医生指导下使用干扰素。

(3)其他情况：对于那些已经取得较好抗病毒效果，但尚未达到治疗终点者，不建议更换为干扰素，应当继续服用核苷类药物。若患者执意停用核苷(酸)类药物，或因其他各种原因已停药，应密切观察患者肝功能及乙肝病毒的复制情况。若肝功能持续稳定在正常范围，可以暂不考虑抗病毒；若肝功能出现异常，转氨酶升高到正常值两倍以上的，可以使用干扰素抗病毒。但同时一定要注意肝脏炎症反应的程度，特别是胆红素的情况。

6. 使用核苷(酸)类药物应关注的问题——病毒变异

随着核苷(酸)类似物治疗慢性乙型肝炎方案的不断优化,其疗效得到肯定,但耐药成为困扰患者和医生的问题。乙型肝炎病毒(HBV)是一个高变异的病毒,在它逆转录复制过程中,因 RNA 聚合酶和逆转录酶缺乏校正功能,可使病毒在复制过程中发生一个或多个核苷酸的变异。HBV 可以在慢性持续性感染过程中自然变异;也可以受人体免疫应答和疫苗接种,使病毒受免疫压力而导致变异;还可以因各种抗病毒药物治疗诱导病毒变异。

本文中所指的变异是特指使用核苷(酸)类抗病毒药物后出现的病毒变异。如出现变异,病毒则重新活跃复制。

预防变异总原则:

(1)使用强效的抗病毒药物,快速持续抑制病毒载量至不可测水平。病毒耐药的发生与病毒抑制程度密切相关,减少耐药发生率首先是减少血液中病毒的数量,或者尽可能降低病毒载量。病毒复制越低,发生变异的可能性越小,耐药率的发生也就越低。

(2)选择具有高耐药基因屏障的抗病毒药物,也就是需要多个位点同时突变才能产生耐药的药物。"耐药基因屏障"好比一堵墙,1 个位点发生变异的几率大概为五万分之一,而 3 个位点同时发生变异的几率则在一千万分之一左右。初始治疗应选择抗病毒活性强、低耐药的药物,这已经是当今国际医学界对慢性乙肝治疗的共识。

(3)提高用药的依从性。在进行治疗之前,患者应了解整个治疗的时间,以及治疗过程中的注意事项,同时建立治疗档案,定期随访。患者应杜绝滥用药物,不随意停用,严格遵照医嘱服药。

(4)抗病毒治疗效果不明显,需要及时调整方案。"抗病毒治疗路线图"的主要观点是,在慢性乙肝治疗12周时进行初始无应答的评估,24周时评估早期疗效,来预测治疗一年和两年时的效果,并确定是否坚持或调整原有治疗方案。如果治疗24周时病毒载量达到检测限(每毫升300拷贝)以下,则持续治疗到一年或两年时的疗效就较好,不需要调整治疗方案;如果治疗24周时病毒载量不能降到目标水平,则表示现有的治疗方案并不理想,可考虑调整治疗策略,如换药或者加药。

(5)加强整个抗病毒治疗期间的监测。每3个月到半年需要检测1次病毒复制指标和病毒耐药基因序列。如果耐药出现,需要根据患者病情、经济状况及耐药提示进行药物调整。

(6)避免单药序贯治疗。不要用一段时间拉米夫定,又换成阿德福韦酯,过一段时间又换成恩替卡韦,这是非常错误的。

(7)不盲目联合用药。干扰素联合核苷(酸)类抗病毒药物不能增加疗效,虽然联合不同耐药谱的药物可以显著延缓或降低耐药的发生率,但是联合用药并不能提高治疗效应,且增加了费用,加重了肝脏、肾脏等器官的负担。所以,除非是重型肝炎、失代偿期肝病或已出现病毒变异等特殊情况,一般不联合用药。

(8)严格掌握抗病毒适应证。

(9)抗病毒治疗整个过程需要按照乙肝防治指南的要求,善始善终,不要随意更改或终止治疗。

7. 核苷(酸)类药物抗病毒前后监测

治疗期间,需要定期观察耐药是否发生,主要化验血清乙肝病毒 DNA 水平和肝功能,如果发现问题再进一步行病毒变异检测。目前,北京等地区传染病专科医院(如解放军第 302 医院)可以利用 PCR 技术扩增乙肝病毒 DNA 多聚酶基因序列,从而了解有无耐药的变异基因,以及耐药发生的位点及具体的基因变异类型,可以进一步指导临床用药。

治疗前检查:①生物化学指标,包括 ALT、AST、胆红素、白蛋白等。②病毒学标志物,包括 HBeAg、抗-HBe 和 HBV DNA 的基线状态或水平。③根据病情需要,检测血常规、磷酸肌酸激酶和血清肌酐等。另外,有条件的单位治疗前后可行肝穿刺检查。

治疗过程中应对相关指标定期监测和随访,以评价疗效和提高依从性:①生物化学指标治疗开始后每月 1 次,连续 3 次,以后随病情改善可每 3 个月 1 次。②病毒学标志物治疗开始后每 3 个月检测 1 次 HBsAg、HBeAg、抗-HBe 和 HBV DNA 定量,根据经济状况和病情可适当缩短检测间隔至每月 1 次。③根据病情需要,检测血常规、血清磷酸肌酸激酶和肌酐等指标。

治疗过程中应当采用灵敏的 HBV DNA 检测技术来监测耐药,在整个监测过程中都应当尽量采用同一种检测方法,并且联合肝功能等指标同时评价。其次要根据病情的轻重调整监测的频率,进展期肝病的患者或肝硬化患者要至少 3 个月一次,而轻中度肝病的患者则可以适当拉长监测间隔,并且在实际操作中应视患者具体情况适当缩短间隔时间。另外,根据各种不同药物的耐药情况和使用时间长短调整监测的频率,例如,在阿德福韦酯和恩替卡韦的治疗初期,耐药变异的发生率较低,患者在这一段时间内不需要频繁的监测。

8. 核苷(酸)类抗病毒药耐药了怎么办

正在服用核苷(酸)类药物的患者,如果出现肝功能异常或病毒增加,医生首先会详细询问患者有无漏服、停服药物,了解购药渠道,除外有无伪劣药物可能。如有上述情况,建议从正规渠道购药,重新开始治疗,并坚持规律服药。除外上述情况后,应尽量行病毒耐药突变检测(即 HBV DNA 序列测定),在明确有病毒变异后,根据检测结果在医生指导下进行后续治疗方案的制订。

目前常用后两种方法,医生应根据耐药病毒基因测序的结果,为患者换用或加用无交叉耐药的抗病毒药物进行补救治疗。

9. 肾功能有问题要调整核苷(酸)类药物的剂量

患者经常问:抗乙肝病毒的药物会不会伤肾?已经得了肾病,服用这些核苷(酸)类抗病毒药会不会加重原有的肾病呢?

首先,已上市的 4 个抗乙肝病毒的核苷(酸)类药物,一般不会伤肾。不过其中的阿德福韦酯还是有潜在的肾毒性。据报道:阿德福韦酯治疗 4～5 年,3% 代偿期肝病患者出现肾毒性。因此,对阿德福韦酯治疗超过 1 年的患者,有必要每 3 个月监测肾功能,对已存在肾功能不全的患者应更多地进行监测。

另外3个核苷（酸）类药物如拉米夫定、恩替卡韦及替比夫定均没有肾毒性。但是，因为所有核苷（酸）类药物均通过肾脏排泄，所以对于已有肾功能损害的患者，应当减量。减量的方法，根据其血清肌酐清除率的情况而定。患者可以根据个体的体重、年龄，结合化验血液中肾功能的肌酐结果，按下列公式计算出血清肌酐清除率。

男性血清肌酐清除率（毫升/分钟）=

$$\frac{（140-年龄）\times 体重（千克）}{72\times 血肌酐浓度（毫克/分升）}$$

女性血清肌酐清除率（毫升/分钟）=

$$\frac{（140-年龄）\times 体重（千克）}{85\times 血肌酐浓度（毫克/分升）}$$

注意现在临床上查肾功能中的肌酐单位采用的单位是微摩尔/升，而不是毫克/分升。两者之间的换算关系是：1毫克/分升=88.4微摩尔/升。根据血清肌酐清除率的值，对照表3中，4个核苷（酸）类药物相应的推荐建议即可。

肾功能正常（肌酐清除率>50毫升/分钟）和无合并HIV感染者，成年人拉米夫定推荐剂量每日100毫克口服。儿童推荐剂量为3毫克/千克体重/日，最大不超过100毫克/日。肾功能不全者应减量（表3）。成人肾功能正常者，阿德福韦酯的推荐剂量是每天口服10毫克，肾功能不全者应延长服药的间隔时间。核苷（酸）类药物初治患者恩替卡韦的批准剂量为每天0.5毫克口服，对拉米夫定难治/耐药患者每日1毫克口服。肾功能不全者应调整剂量。替比夫定批准的剂量是每日600毫克。肌酐清除率

＜50 毫升/分的患者应做剂量调整（表 3）。

表 3　根据肌酐清除率调整成人核苷（酸）类药物的剂量

肌酐清除率（毫升/分钟）	推荐剂量	
	拉米夫定	
≥50	100 毫克，每日 1 次	
30～49	首剂 100 毫克，以后 50 毫克每日 1 次	
15～29	首剂 35 毫克，以后 25 毫克每日 1 次	
5～14	首剂 35 毫克，以后 15 毫克每日 1 次	
＜5	首剂 35 毫克，以后 10 毫克每日 1 次	
	阿德福韦酯	
≥50	10 毫克/每日	
20～49	10 毫克/隔日	
10～19	10 毫克/隔 2 日	
血透患者	血透后 10 毫克/每周	
	恩替卡韦	
核苷（酸）类初治	拉米夫定难治/耐药	
≥50	0.5 毫克 每日 1 次	1 毫克 每日 1 次
30～49	0.25 毫克 每日 1 次	0.5 毫克 每日 1 次
10～29	0.15 毫克 每日 1 次	0.3 毫克 每日 1 次
＜10 或血透* 或连续移动腹膜透析	0.05 毫克 每日 1 次	0.1 毫克 每日 1 次
	替比夫定	
≥50	600 毫克/每日	
30～49	400 毫克/每日	
＜30	200 毫克/每日	
血透患者	透析后每日 200 毫克	

　* 血透后给药

10. 丙型肝炎的规范治疗

近 20 年,丙肝治疗疗效已得到了极大提高,从图 7 我们可以发现,随着长效聚乙二醇化 α 干扰素(长效干扰素)的出现,联合利巴韦林的治疗方法及疗程的延长,丙型肝炎的治愈率已从最初的 6%,增加到目前的 55%。从目前已获得批准的几个治疗方案的临床试验中,每周 1 次皮下注射长效聚乙二醇化 α 干扰素并口服利巴韦林已经使患者获得了最高的持续病毒应答(SVR)。

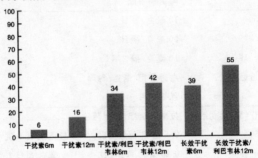

图 7 持续病毒反应(%)

SVR——是指停用药物治疗后 6 个月,血清的丙肝病毒 HCV RNA 仍为阴性,这是判断丙型肝炎治愈的金标准。

聚乙二醇化 α 干扰素是聚乙烯乙二醇与 α 干扰素分子结合而成,这减少了药物需肾脏清除的量,改变了药物的代谢机制,从而延长了聚乙二醇化 α 干扰素分子的半衰期。有两个产品已批准上市,12-kD 聚乙二醇化 α-2b 干扰素(佩乐能)和 40-kD 聚乙

二醇化 α-2a 干扰素(派罗欣)。聚乙二醇化 α 干扰素加利巴韦林比普通 α 干扰素加利巴韦林或单用聚乙二醇化 α 干扰素疗效都要高。

丙型肝炎的治愈标准以能否达到持续病毒应答(SVR)来表示。预测 SVR 的因素包括患者 HCV 基因型及治疗前 HCVRNA 的载量而定,并通过患者治疗前特征和治疗后 1 个月的快速病毒应答(RVR)、3 个月的早期病毒应答(EVR)来预测。

在所有的治疗反应预测研究中,基因型是最重要的一个预测指标。HCV 基因 2、3 型、治疗前 HCV RNA 载量较低、年龄低于 40 岁和体重低于 75 千克和不伴有纤维化和肝硬化的患者中 SVR 均较高。感染 HCV 基因 1 型的患者 SVR 为 42%～46%,而在基因 2、3 型中则高达 76%～82%。

HCV 相关肝硬化的患者中,每年出现肝脏失代偿危险的比例为 3%～4%;出现原发性肝癌(HCC)每年 1.4%～6.9%,代偿良好的丙肝肝硬化患者 10 年的生存率为 80%。而失代偿患者约 25%。干扰素治疗能改善 HCV 相关肝硬化的自然史。在获得持续病毒应答(SVR)的患者中,5 年失代偿的发生率为 1%。

丙肝病毒感染抗病毒治疗的目的是获得 SVR,生化(ALT)和组织学应答为次要目标。

急性丙肝不需联合利巴韦林治疗,因为 IFN 或 Peg-IFN 联合利巴韦林治疗并不提高患者的 SVR。

ALT 正常的慢性丙肝患者,经过抗病毒治疗,也可取得与 ALT 升高的患者一样的治疗效果,所以应当考虑治疗。

慢性 HCV 感染,基因 2、3 型患者无论疾病轻重均应治疗。代偿期肝硬化患者也应考虑治疗,失代偿肝硬化患者一般不予治疗。

针对基因 1 型慢性 HCV 感染者,推荐长效干扰素(Peg-IFN)加利巴韦林治疗,疗程 48 周。治疗 4 周获得快速病毒应答(RVR)者,疗程可缩短至 24 周。治疗 12 周获得早期病毒应答(EVR)者,疗程 48 周。治疗 12 周未获得 EVR 者,应停药。

针对基因 2 或 3 型慢性 HCV 感染者,可应用普通 IFN-α 加利巴韦林或 Peg-IFN 加或不加利巴韦林治疗,疗程 24 周。

针对失代偿期丙肝患者只要 Child-Pugh 积分 ≤7 和 MELD 积分≤18 并血小板＞60 000,可以考虑抗病毒治疗,但应由有经验的肝病机构密切监测。可采用小剂量逐渐增量方案并予支持治疗以预防静脉破裂出血、感染和血细胞减少症。

肝移植后,预先抗病毒治疗(移植后＜6 个月)仅适用于临床试验。已出现复发性丙肝(移植后＞6 个月)病情较严重者,应考虑治疗,最佳方案为 Peg-IFN 加利巴韦林,疗程至少 48 周。

慢性丙肝患者伴以透析治疗维持的终末期肾病,推荐 IFN 单一治疗。肾移植后禁用干扰素治疗。

HIV/HCV 重叠感染伴进展性 HIV 疾病(CD4 计数＜100/立方毫米)应接受抗逆转录病毒(HARRT)治疗,而 HCV 治疗延迟至免疫功能改善,最好 CD4 计数＞200/立方毫米。初次 HIV/HCV 重叠感染患者 CD4 计数 100～350/立方毫米应在抗 HCV 治疗前予 HARRT 治疗。HIV/HCV 重叠患者其 CD4 计数＞350/立方毫米可考虑抗

HCV 治疗,不需要 HAART 治疗。

近年来,丙肝的治疗依然是研究的热点之一。干扰素为主的治疗强调个体化。大剂量诱导治疗可提高 HCV 基因 I 型感染患者的应答率。加大干扰素的剂量可以提高疗效;延长疗程可以增加延迟应答或无应答患者的 SVR 并降低复发率。

11. 肝移植患者的抗乙肝病毒治疗

(1)肝移植前积极的抗病毒治疗:所有失代偿期乙肝肝硬化患者在肝移植前均应接受拉米夫定治疗,以减少复发的危险。其治疗有以下几方面的好处:①部分患者因肝功能明显改善可以免于肝移植,在拉米夫定治疗 8~12 周后若病情改善,应继续拉米夫定的治疗(出现 YMDD 变异后,加用阿德福韦酯治疗),同时根据临床的综合情况,选择择期肝移植或免于肝移植。②拉米夫定治疗失代偿乙肝肝硬化患者安全耐受性好,并使 62.5%~100% 的患者 HBV DNA 转阴。移植前 HBV DNA 阴性能大大减少移植后复发的危险。

(2)肝移植后 HBV 复发的预防

1)单用 HBIG:1978 年 HBIG 首先用于 HB-sAg(+)的肝移植患者。一项欧洲多中心研究显示,不接受或仅接受短期 HBIG 预防,HBV 的复发率为 75%,而接受长期预防者为 33%。HBV 复发在乙肝肝硬化为 67%,暴发性乙肝、丁肝、重叠肝炎为 40%,丁肝肝硬化为 32%,暴发性乙肝为 17%。单用 HBIG 有两个预防方案:第一种方案采用固定剂量,每月固定应用 HBIG 静脉注射(IV)100 000 国际单位,无论其肝移植时 HBV 复制与否,复发率仅为 19％。第二种方案依据药代动力学的结果,在术后 0～7 天,血清抗-HBs 浓度＞500 国际单位/升,8～90 天＞250 国际单位/升,以后＞100 国际单位/升,就能减少复发。Sawyer 等应用此 HBIG 方案,HBV 复发率仅为 20％。Ishitani 等应用大剂量 HBIG 维持抗-HBs 浓度＞500 国际单位/升,肝移植后 HBV 复发率仅 14％。

2)单用拉米夫定:肝移植后单用拉米夫定而不用 HBIG 来预防 HBV 的复发,据报道,HBV 复发率 12 个月为 18％～32％,3 年达 41％～50％。移植前 HBV DNA(－)和(＋)患者移植后 HBV 复发率在 52 周时分别为 18％和 40％。因此,不被推荐单一应用拉米夫定对 HBV 复发的预防。

3)HBIG、拉米夫定联合治疗:联合应用 HBIG 和拉米夫定是目前预防移植肝免受 HBV 再感染应用最广泛的方法。肝移植前采用拉米夫定治疗,肝移植后联合 HBIG 预防的患者中,HBV 的复发率很低,只有 0～18％。HBIG 的应用剂量,各家报道不一,较为经济且有效的方法是:肝移植后肌内注射 HBIG 在第一周每日、前 4 周每周及以后每月只给 400～800 国际单位,第一年 HBIG 的预防用量为 7 600～15 200 国际单位,HBV 复发率 3％,而大剂量 HBIG 1 年需要的用量多达 200 000 国际单位。目前已证实,拉米夫定联合小剂量 HBIG 治疗对预防 HBV 的复发安全有效。需注意的是:对于移植前已出现拉米夫定耐药并采用拉米夫定加阿德福韦联合治疗者,移植后仍应采取拉米夫定加阿德福韦联合抗病毒措施。

(3)新的预防策略

1)停用 HBIG＋拉米夫定,改拉米夫定单一治疗:移植前 HBV 复制指标阴性者,有可能停用 HBIG 后单用拉米夫定治疗。有报道,16 例肝移植时 HBeAg(－)的患者在完成 3～64 个月的 HBIG 治疗后(14 例≥24 个月),改拉米夫定单一治疗,在此后平均 13 个月的随访中,所有患者 HBsAg 仍然阴性。23 例肝移植前拉米夫定治疗平均 1.7 个月及肝移植后联合大剂量静脉注射 HBIG 6 个月的预防,在术后平均 13.8 个月的随访过程中,改拉米夫定单一治疗的患者无一再感染。

2)停用 HBIG,改乙肝疫苗:有几项研究报道,应用双倍 IM 剂量(40 微克)1～2 疗程的重组 HBV 疫苗对 17 例肝移植前 HBV DNA(－)及肝移植后 HBIG 预防,至少 18 个月无 HBV 复发的患者,抗-HBs＞10 国际单位/升占 82％(14/17),在平均 14 个月的随访中无患者复发。22 例肝移植注射疫苗中,对疫苗有反应的比例从 82％降至 64％,尽管大部分抗-HBs 水平低于 100 国际单位/升。所有患者在平均 41 个月的随访期内均无 HBV 感染。但也有报道,17 例患者于肝移植后接受双倍量(40 微克)3 个疗程的肌内注射和皮下注射重组 HBV 疫苗2～7 年,患者在停用 HBIG 后改用拉米夫定单一治疗,并在平均 4.5 个月后开始注射疫苗,只有 3/17 (18％)的患者出现抗-HBs。

12. 肝移植术后丙型肝炎复发的抗病毒治疗

丙型肝炎病毒感染导致的失代偿肝硬化和原发性肝癌是肝移植的主要适应证之一。遗憾的是,丙型肝炎病毒除侵犯肝脏以外，也可少量存在于其他脏器或细胞中。在肝移植术后，体内残存的少量病毒（血液中或其他脏器、细胞中），导致丙型肝炎的再感染和丙型肝炎的复发。移植后丙型肝炎的复发率接近 100%，而又由于移植后需要用免疫抑制治疗，复发性丙型肝炎普遍处于活动性进展。慢性 HCV 感染导致的肝硬化仅在移植后 5 年的发生率约为 30%，一旦出现肝硬化，1 年后发生临床失代偿的概率接近 50%，使移植后患者的生存期明显缩短。所以，移植后 HCV 的预防与治疗一直为临床医生及患者所关注（图 8）。肝移植术后丙型肝炎复发的抗病毒治疗主要分 3 个方面：

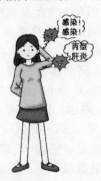

图 8　肝移植后 HCV 的防治

（1）移植前的抗病毒治疗：由于移植后丙型肝炎的高复发率，因此移植前抗病毒治疗以清除 HCV 并阻止移植后的复发尤为重要。但一般准备做肝移植的患者病情较重，抗病毒治疗可能出现严重的不良反应，故干扰素对此类患者一般列为禁忌证。然而，国外仍有部分治疗小组给予拟移植的 HCV 感染者进行治疗。研究结果表明，移植前的抗病毒治疗可有效地预防丙型肝炎的复发，且 HCV RNA 转阴后是肝移植的最佳时机。尽管使用受限，抗病毒治疗对 HCV 感染的进展性肝病还是可行的。但尚有不足之处。首先，使用率低，仅约 50% 的患者可做抗病毒治疗；第二,不良反应常见,耐受性差,尤其是失代偿肝硬化患者,通常需要减少药物剂量,却随之降低了抗病毒的活性。应该明确指出的是:失代偿期肝硬化者治疗必须个体化,在临床严密观察下进行抗病毒治疗并随访实验室指标以防严重的不良事件(血细胞的减少及严重感染)。

(2)移植后的免疫预防——抗丙肝免疫球蛋白(HCIG):乙肝高效价免疫球蛋白(HBIG)是预防移植后 HBV 复发的最有效办法之一。丙肝高效价免疫球蛋白(HCIG)已被用于预防移植后 HCV 感染复发。但研究结果显示:应用 HCIG 者未发现有任何显著的临床疗效。

(3)移植后 HCV 感染的治疗:移植后早期抗病毒治疗——预先治疗(preemptive treatment)是指肝移植后的 6 个月内进行的抗病毒治疗。治疗方法包括单用干扰素治疗和干扰素联合利巴韦林治疗。理论上,移植后早期 HCV 感染很活跃,移植后应该早期抗 HCV 治疗。但临床报道疗效欠佳。由于术后肾衰竭、贫血和低血小板血症很常见,通常被迫减少干扰素和利巴韦林的用量而使疗效不佳。根据现有的资料,早期抗病毒治疗仅适用于有不良后果的患者(纤维胆汁淤积性肝炎,严重的炎症坏死或早期存在肝纤维化)。

(4)移植后 HCV 复发后的治疗:复发指的是 HCV 阳性伴有肝脏出现相关的损伤及临床症状。移植后治疗 HCV 感染的时机通常是移植后数月甚至数年后,只要肝活检显示有肝损害,就开始抗病毒治疗。治疗方法为聚乙二醇-干扰素或加利巴韦林。从已有的报道来看,聚乙二醇干扰素与利巴韦林联合治疗是目前治疗肝移植后 HCV 复发的最佳治疗方案,其 SVR 接近于非肝移植患者。

综上所述,移植后 HCV 复发已成为移植中最主要的问题。大多数学者建议在移植后数月在肝活检已出现肝损害时才开始抗病毒治疗。下面摘录 2007 年亚太肝病学会有关丙型肝炎诊断、处理和治疗的共识声明中有关 HCV 感染与移植的治疗建议:

失代偿期丙肝患者只要 Child-Pugh 积分≤7 和 MELD 积分≤18 并血小板>60 000,可以考虑抗病毒治疗,但应由有经验的肝病机构密切监测。可采用小剂量逐渐增量方案并予支持治疗,以预防静脉破裂出血、感染和血细胞减少症。

拟行肝移植的丙肝患者,最低列入标准与其他原发性肝病相同。

肝移植后,预先抗病毒治疗(移植后<6 个月)以阻止复发性丙肝仅适用于临床试验。

已出现复发性丙肝(移植后>6 月)病情较严重者,应考虑治疗,最佳方案为聚乙二醇干扰素加利巴韦林,疗程至少 48 周。

移植早期,应避免过量免疫抑制。

移植后期,也应避免快速撤除激素。

13. 肾移植及用免疫抑制药或化疗患者的抗病毒治疗

(1)肾移植患者的抗病毒治疗:慢性乙肝(或丙肝)伴以透析治疗维持的终末期肾病患者,在肾移植前是需要抗病毒治疗的。因为如果伴有活动性的乙肝(或丙肝)或失代偿期乙肝(或丙肝)肝硬化,可能会影响肾移植，或需要肝肾联合移植。非活动性乙肝（或丙肝）或乙肝（或丙肝）病毒的携带者，也会在肾移植后因需避免排异反应，而大量使用免疫抑制药导致肝病的激活。所以，肾移植前的抗病毒治疗是有意义的。

慢性乙肝伴以透析治疗维持的终末期肾病患者，抗病毒治疗可选择核苷（酸）类似物。干扰素-α由于骨髓抑制作用及肝炎复发的危险不能应用于这类患者。迄今为止，研究仅关注拉米夫定，尤其对于治疗需要在 12 个月以上并有拉米夫定高耐药危险的患者，可选择阿德福韦酯或恩替卡韦治疗。总之，拉米夫定和恩替卡韦更好，因为其作用迅速，肾毒性较小。

HBV 再激活可以发生在 HBsAg 阴性但抗 HBc 及抗 HBs 阳性和单一抗 HBc 阳性者中，但这不常见，对此类人群的常规预防方案，无更多的信息推荐。

亚太肝病学会有关丙型肝炎诊断、处理和治疗的共识声明中明确指出：慢性丙肝患者伴以透析治疗维持的终末期肾病推荐普通干扰素单一治疗，长效干扰素因半衰期较长，不良反应较多，不适用于此类患者。利巴韦林因存在导致贫血的不良反应，针对大多数尿毒症同时已有贫血的肾病患者，则更不适用。所以，慢性丙肝患者伴以透析治疗维持的终末期肾病者，除临床试验外不推荐聚乙二醇干扰素或利巴韦林治疗。肾移植后禁用干扰素治疗。

（2）接受免疫抑制药物或化学治疗的患者的抗病毒治疗：对这些患者，核苷（酸）类似物抗病毒治疗的另一重要作用是预防 HBV 再激活。患者在接受治疗前,应对 HBsAg 进行筛选,对阳性者,则应在治疗前至治疗结束后至少 12 周的期间内口服抗病毒药物进行预防性治疗,并加巩固治疗,即 HBV 再激活的预防治疗。部分单项抗 HBc 阳性的患者,也可考虑纳入 HBV 再激活预防治疗的范围,可以将治疗分为预防和巩固两个阶段。应当注意的是,HBV 再激活的预防治疗不应考虑 HBV DNA 水平的高低,更不能等待转氨酶升高后再进行抗病毒治疗。

14. 戒酒后酒精性肝炎能自愈吗

从酒精性肝病的发病机制可以看出,针对饮酒这个根本病因,戒酒是酒精性肝病的基本治疗,但其效果与肝病的严重程度有关。对于普通的酒精性肝病,及时戒酒后往往在几周至几月内临床和病理表现即可明显改善,病死率明显下降;而对严重的酒精性肝病,单纯戒酒就不能解决问题了。尤其发展到酒精性肝硬化时,病情往往较重,需要根据具体情况,积极采取包括营养支持治疗、药物治疗,甚至肝移植在内的综合治疗。

15. 脂肪肝治疗不能单纯靠药物

脂肪肝可以是一个独立的疾病,但更多见的还是全身性疾病在肝脏的一种表现。脂肪肝的治疗是多方面的,应针对病因,并根据患者的具体病情进行饮食、运动及药物等综合治疗,才能奏效。

单纯性脂肪肝是疾病的早期阶段,如能早期发现、及时治疗,是可以完全恢复正常的。并且,脂肪肝即使发展为脂肪性肝炎和肝纤维化,经过积极治疗后,肝脏病变仍有可能得到逆转。但是,如果任其发展,一旦演变为肝硬化后,即使再积极的治疗也很难使肝脏恢复正常。在脂肪肝的治疗中比药物治疗更为重要的是饮食及日常生活调理,特别是一些早期轻度脂肪肝,往往不需要药物,只要注意生活调理就可以恢复正常。

(1)脂肪肝的饮食治疗:是大多数脂肪肝患者治疗的基本方法,也是预防和控制脂肪肝病情进展的重要措施。众所周知,能量的来源为食物中的蛋白质、脂肪和糖类,其需要量与年龄、性别和工种等因素有关。过高的能量摄入可使人的体重增加、脂肪合成增多,从而加速肝脏细胞脂肪变性。因此,应该制订并坚持合理的饮食计划,瘦肉、鱼类、蛋清及新鲜蔬菜等富含亲脂性物质的膳食,有助于促进肝内脂肪消退,高纤维类的食物有助于增加饱腹感及控制血糖和血脂,这对于因营养过剩引起的脂肪肝尤其重要。

1)多吃高纤维素食物,多饮水:我们所说的高纤维类的食物有玉米麸、粗麦粉、糙米、硬果、豆类、香菇、海带、木耳、鸭梨、魔芋等。同时,应注意充分合理饮水,一般成年人每日需饮水 2 000 毫升,老年人 1 500 毫升,肥胖者因体内水分比正常人少 15%～20%,故每日饮水量需 2 200～2 700 毫升,平均每 3 小时摄入 300～500 毫升。饮用水的最佳选择是白开水、矿泉水、净化水及清淡的茶水等,切不可以各种饮料、牛奶、咖啡代替饮水。如果患有营养过剩性脂肪肝,饭前 20 分钟饮水,使胃有一定的饱胀感,可降低食欲、减少进食量,有助于减肥。

2)三大营养素合理搭配:脂肪肝患者要注意三

大营养素的合理搭配,即增加蛋白质的摄入量,重视脂肪的质和量,糖类饮食应适量,限制单糖和双糖的摄入。需要提醒的是,脂肪肝患者以低脂饮食为宜,并且要以植物性脂肪为主,尽可能用单不饱和脂肪酸(如橄榄油、菜子油、茶油等)替代饱和脂肪酸(如猪油、牛油、羊油、黄油、奶油等)。同时应限制胆固醇的摄入量,如动物内脏、脑髓、蛋黄、鱼卵、鱿鱼等。在糖类摄入方面,应吃一些低糖类饮食,不能吃富含单糖和双糖的食品,如高糖糕点、冰淇淋、干枣和糖果等。

3)改正不良饮食习惯:脂肪肝患者应该坚决改掉不良的饮食习惯,坚持有规律的一日三餐。长期大量饮酒可引起脂肪肝,应坚决戒酒。同时,过量的摄食、吃零食、夜间加餐,以及过分追求高能量的食物会引起身体内脂肪过度蓄积,因此应尽量避免。饮食方式无规律,如经常不吃早餐,或者三餐饱饥不均会扰乱身体的代谢动态,为肥胖和脂肪肝的形成提供条件。有研究表明,在一天能量摄取量相同的情况下,固定于晚间过多进食的方式比有规律的分3次进食更容易发胖。

(2)脂肪肝的运动治疗

1)运动种类:脂肪肝患者主要选择以锻炼全身体力和耐力为目标的全身性低强度动态运动,也就是通常所说的有氧运动,如慢跑、中快速步行(115~125步/分钟)、骑自行车、上下楼梯、爬坡、打羽毛球、踢毽子、拍皮球、跳舞、做广播体操、跳绳和游泳等。这类运动对脂肪肝的人降脂减肥、促进肝内脂肪消退的效果较好(图9)。

2)运动强度:脂肪肝患者应根据运动后劳累程

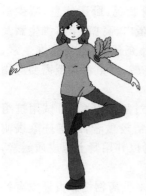

图 9　运动治疗

度和心率（脉搏）选择适当的运动量，以运动时脉搏为 100～160 次/分钟（以 170 减去实际年龄），持续 20～30 分钟，运动后疲劳感于 10～20 分钟内消失为宜。亦有人认为，运动量的大小以达到呼吸加快，微微出汗后再坚持锻炼一段时间为宜。

3）运动实施的时间段和频率：根据研究，同样的运动项目和运动强度，下午或晚上锻炼要比上午锻炼多消耗 20% 的能量。因此，运动锻炼时间最好选择在下午或晚上进行。散步的最佳时间是晚饭后 45 分钟，此时能量消耗最大，减肥的功效也最好。运动实施的频率以每周 3～5 天较为合适，具体应根据个人的肥胖程度、余暇时间及对运动的爱好等因素来决定。如果运动后的疲劳不持续到第二天，每天都进行运动也可以。

16. 药物性肝炎的治疗

治疗药物性肝病的最重要措施是一旦明确诊断，立即停用已知或可疑的致病药物，绝大多数患者可以很快或逐渐恢复，停药后肝病仍继续发展者很少。但也有一些药物在停药后几周内病情仍可继续加重，并需要数月甚至更长的时间才能康复。针对较难自行恢复或较重的药物性肝炎的治疗措施主要有以下几点：

(1)支持疗法改善全身状况:卧床休息、减少活动、加强营养,进食适当高蛋白、高糖、丰富维生素及低脂肪饮食,必要时静脉补充葡萄糖、B族维生素、维生素C、维生素E和氨基酸,严重者甚至需要应用血浆等治疗。

(2)脱敏治疗:对药物过敏性肝病,可试用抗组胺药。对有过敏因素且病情较重者,或有迹象表明为自身免疫机制致病者,可以并用肾上腺皮质激素,待病情改善后逐渐减量。

(3)药物治疗:目前大多数药物性肝炎还没有特异性解毒药,以下是一些较为常用的治疗药物。

1)S-腺苷-L-蛋氨酸:又称腺苷酸(思美泰),通过转甲基作用,增加膜脂的生物合成并增加 Na^+-K^+-ATP 酶活性,加快胆酸的转运,同时有转硫基作用,增加生物细胞内主要解毒作用和自由基的保护作用,生成的牛磺酸可与胆酸结合增加其可溶性,对肝内胆汁淤积有一定防治作用。给药方法:0.5～1克/日,静脉滴注,共2周。以后改为1～2克/日,口服,一般4～8周。

2)还原型谷胱甘肽:该药参与三羧酸循环,促进能量代谢,能激活各种酶,也能影响细胞代谢,具有解毒、保护肝脏、抗过敏等作用。用法每日600～1200毫克,分1～2次静脉滴注。

3)熊去氧胆酸:有稳定细胞膜、免疫抑制及保护线粒体作用,可用于药物引起的肝损伤。剂量:每次0.25克,每日2～3次,口服。

4)苯巴比妥:有利于肝细胞内运载蛋白的合成,使间接胆红素转化为直接胆红素,促进胆红素代谢。用法:每次30～60毫克,每日3次,口服;与考来烯胺(胆酪胺)联合应用,更为理想。

5)消胆胺(又名胆酪胺):为一种阴离子交换树脂,能与胆酸结合,减轻皮肤瘙痒,开始剂量为每次4～5克,每日3次,口服,症状缓解后可减至每日4克。

6)甘利欣:具有较强的保护肝细胞膜和改善肝功能的作用,剂量每日100～200毫克,静脉滴注到症状及生化指标改善,一般为2～4周。甘利欣亦可用复方甘草甜素、异甘草酸镁等同类药物替换。

同时应补充维生素A、维生素D、维生素K等脂溶性维生素及钙盐。

对胆汁淤积明显的高黄疸,应用中药治疗效果也较好;暴发性药物性肝炎可用血液透析,人工肝治疗,且早期应用效果更佳。

(4)解毒药治疗:根据药物性质给予相应解毒剂,最常用解毒药如甘草、绿豆、黄芩等。又如苍耳子中毒可用板蓝根解毒,雷公藤中毒可用凤尾草解毒,醋氨酚引起的肝坏死可用 N-乙酰半胱氨酸解毒,异烟肼引起的药物肝炎,可用大剂量的维生素 B_6 静脉滴注。

17. 自身免疫性肝炎(AIH)的治疗

(1)一般治疗:活动期要求卧床休息,限制体力活动,禁酒,进食富含维生素饮食,避免感染,忌用对肝脏有损害的药物(图10)。

(2)免疫抑制治疗:自身免疫性肝炎的治疗最佳方案是免疫抑制疗法。肝损伤是自身免疫性攻击所致,可应用抑制免疫攻击的药物,使其攻击停止,肝病便可康复。虽然有了免疫抑制治疗方案,但总的

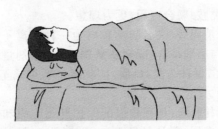

图 10 卧床休息

看来治疗效果不理想,不能达到根治目的,停药后病情反复或恶化,此时还要继续用药。

糖皮质激素为治疗 AIH 的主要免疫抑制药。泼尼松联合硫唑嘌呤比单用大剂量泼尼松治疗不良反应更少,并适用于不能耐受大剂量激素者,如绝经后妇女、骨质疏松、糖尿病、高血压及情绪不稳定者。大剂量单一激素治疗常用于不能耐受硫唑嘌呤者,如伴有严重血细胞减少、妊娠,同时存在肿瘤或短程试验性治疗者。

如无血细胞减少,初治用泼尼松和硫唑嘌呤联合疗法较好。硫唑嘌呤必须用至泼尼松完全停用后,约 65% 患者在 3 年治疗期间可进入缓解期,其中 50% 患者停止治疗后 6 个月内复发,再治疗仍有效,但复发风险越来越大,有过一次以上复发者必须小剂量维持治疗,治疗无效者可考虑增加剂量。也有研究表明,泼尼松联合硫唑嘌呤治疗与单用泼尼松治疗疗效相似。

激素治疗可在 2 年内使 65% 的重度 AIH 患者病情获得缓解。未治疗的重度 AIH 患者的 3 年和 10 年死亡率分别为 50% 和 90%,显示激素治疗的疗效-危险比有利于对重度 AIH 的治疗,但对中度和轻度 AIH 患者的疗效-危险比尚不确定,对中度 AIH 的激素治疗需酌情决定,而对轻度 AIH 一般不列为治疗指征。

治疗终点,指经过治疗出现下列情况而停止治疗:①症状明显缓解(症状消失,AST≤正常值上限的 2 倍和肝组织学恢复正常或仅轻微异常)。②不完全反应(治疗延长至 3 年仍未能缓解)。③出现药物毒性反应(如外源性肥胖、满月脸、痤疮、糖尿病、情绪紊乱及多毛症等)。④治疗失败(治疗期间病情恶化、AST 和(或)血清胆红素≥治疗前值的 67%、肝组织学活动病变进展,如出现腹水或肝性脑病等)。

经过免疫抑制治疗的肝组织改善往往落后于临床及生化改善 3~6 个月,所以必须进行肝组织活检以确定组织学的缓解,防止过早停药。生化指标改善后仍需服药 1 年,停药前做肝活检确定组织学病变是否已缓解。激素治疗的疗程至少 2 年,若病情仍未获得明显缓解则可停止治疗。

经过 2 年激素治疗的 AIH 患者虽能获得缓解,包括肝组织学恢复正常,但停药后仍有 80% 患者复发,此时需长期或无限期应用小剂量激素或与硫唑嘌呤联合应用,病情仍可得到控制。激素治疗失败者约占 10%,此类患者可提高激素剂量,2 年内仍可使 70% 患者病情得到控制,但肝组织学改善仅占 20%。

其他新药疗法,包括环孢霉素、FK-506 也取得一定效果。

总之,自身免疫性肝炎是一种较为严重的进行性发展的疾病。但每个人病程和预后差别较大。近年来,临床上轻型较多见,治疗效果较满意,有的可不用激素,只应用甘草酸制剂静脉滴注治疗即可取得较好效果。极少数重症可因肝衰竭、肝硬化或并发感染而死亡。据报道,此病经过治疗,平均生存时间为 12 年。

(3)熊去氧胆酸(UDCA):早期被用于治疗慢性肝炎,后经研究发现可改善自身免疫性肝炎患者的肝脏炎症情况,并增加糖皮质激素的疗效。在治疗中,一般在免疫抑制治疗的基础上联合使用熊去氧胆酸治疗,出现应答后,逐渐减少激素用量至停药,UDCA 仍维持治疗一段时间,可能有助于防止病情复发。

(4)中药:采用免疫调节剂配合中药等方法,可减少激素的不良反应,也可取得较好疗效。

(5)肝移植:AIH 所致的终末期肝病(门静脉高压和失代偿性肝硬化)是肝移植术的最佳指征之一,接受肝移植的患者的 5 年生存率可达到 96%,具有良好的长期存活率和生存质量。但约 20% 的患者有术后复发,复发与急性或慢性排异反应较难区别。AIH 的复发和排异反应的治疗相似。

18. 重型肝炎、肝衰竭是一种病吗

肝衰竭,以往称重肝(重型肝炎),俗称肝坏死,是多种因素引起的严重肝脏损害,导致它的合成、解毒、排泄和生物转化等功能发生严重障碍或失代偿,出现以凝血机制障碍和黄疸、肝性脑病、腹水等为主要表现的一组临床症候群。

在我国,引起肝衰竭的主要病因是肝炎病毒(主要是乙型肝炎病毒),其次是药物及肝毒性物质

（如乙醇、化学制剂等）。在欧美国家,药物是引起急性、亚急性肝衰竭的主要原因,酒精性肝损害常导致慢性肝衰竭。儿童肝衰竭还可见于遗传代谢性疾病。

2000 年以来,根据全国病毒性肝炎防治方案,分为急性重型、亚急性重型、慢性重型肝炎 3 种。2006 年我国颁布了肝衰竭指南,启用了新的分类方法,现在肝衰竭被分为 4 类:急性肝衰竭、亚急性肝衰竭、慢加急性(亚急性)肝衰竭、慢性肝衰竭。

急性肝衰竭的特征是,起病急,发病 2 周内出现以Ⅱ度以上肝性脑病为特征的肝衰竭症候群;亚急性肝衰竭起病较急,发病 15 天～26 周内出现肝衰竭症候群;慢加急性(亚急性)肝衰竭是在慢性肝病基础上出现的急性或亚急性肝功能失代偿;慢性肝衰竭是在肝硬化基础上,肝功能进行性减退导致的以腹水或门静脉高压、凝血功能障碍和肝性脑病等为主要表现的慢性肝功能失代偿。

分期:根据临床表现的严重程度,亚急性肝衰竭和慢加急性(亚急性)肝衰竭可分为早期、中期和晚期。

早期:①极度乏力,并有明显厌食、呕吐和腹胀等严重消化道症状。②黄疸进行性加深(血清总胆红素≥171 微摩尔/升或每日上升≥17.1 微摩尔/升)。③有出血倾向,30%＜凝血酶原活动度(PTA)≤40%。④未出现肝性脑病或明显腹水。

中期:在肝衰竭早期表现基础上,病情进一步发展,出现以下两项之一者:①出现Ⅱ度以下肝性脑病和(或)明显腹水。②出血倾向明显(出血点或瘀斑),且 20%＜PTA≤30%。

晚期:在肝衰竭中期表现基础上,病情进一步加重,出现以下三条之一者:①有难治性并发症,如肝肾综合征、上消化道大出血、严重感染和难以纠正的电解质紊乱等。②出现Ⅲ度以上肝性脑病。③有严重出血倾向(注射部位瘀斑等),PTA≤20%。

19. 肝衰竭的一般治疗

内科综合治疗肝衰竭:目前肝衰竭的内科治疗尚缺乏特效药物和手段。原则上强调早期诊断、早期治疗,针对不同病因采取相应的综合治疗措施,并积极防治各种并发症。

目前,急性重型肝炎的病死率从原来的80%降低到20%左右,慢性重型肝炎的病死率从原来的90%降低到40%左右。

一般支持治疗:①卧床休息,减少体力消耗,减轻肝脏负担。②加强病情监护。③高碳水化合物、低脂、适量蛋白质饮食;进食不足者,每日静脉补给足够的液体和维生素,保证每日6 272千焦(1 500千卡)以上总能量。④积极纠正低蛋白血症,补充白蛋白或新鲜血浆,并酌情补充凝血因子。⑤注意纠正水电解质及酸碱平衡紊乱,特别要注意纠正低钠、低氯、低钾血症和碱中毒。⑥注意消毒隔离,加强口腔护理,预防医院内感染发生。

针对病因和发病机制的治疗

(1)针对病因治疗或特异性治疗:①对HBV DNA阳性的HBV感染引起的急性、亚急性和慢加急性肝衰竭患者,应尽早在知情同意的基础上使用能快速、有效抑制病毒且耐药风险低的核苷(酸)类似物,如恩替卡韦或拉米夫定加阿德福韦酯联合治疗以降低耐药风险。② 对于药物性肝衰竭，应首先停用可能导致肝损害的药物；对乙酰氨基酚中毒所致者，给予 N-乙酰半胱氨酸（NAC）治疗，最好在肝衰竭出现前即用口服活性炭加 NAC 静脉滴注。③ 毒蕈中毒根据欧美的临床经验可应用水飞蓟素或青霉素 G。

(2)免疫调节治疗：目前对于糖皮质激素在肝衰竭治疗中的应用尚存在不同意见。非病毒感染性肝衰竭，如自身免疫性肝病及急性乙醇中毒（严重酒精性肝炎）等是其适应证。其他原因所致的肝衰竭早期，若病情发展迅速且无严重感染、出血等并发症者，可酌情使用。为调节肝衰竭患者机体的免疫功能、减少感染等并发症，可酌情使用胸腺素 α_1 等免疫调节药。

(3)促肝细胞生长治疗：为减少肝细胞坏死，促进肝细胞再生，可酌情使用促肝细胞生长素和前列腺素 E1 脂质体等药物，但疗效尚需进一步确认。

(4)其他治疗：可应用肠道微生态调节药、乳果糖或拉克替醇，以减少肠道细菌易位或内毒素血症；酌情选用改善微循环药物及抗氧化剂，如 NAC 和还原型谷胱甘肽等治疗。

防治并发症

(1)肝性脑病：①去除诱因，如严重感染、出血及电解质紊乱等。② 限制蛋白质饮食。③应用乳果糖或拉克替醇，口服或高位灌肠，可酸化肠道，促进氨的排出，减少肠源性毒素吸收。④视患者的电解质和酸碱平衡情况酌情选择精氨酸、鸟氨酸、门冬氨酸等降氨药物。⑤酌情使用支链氨基酸或支链氨基酸、精氨酸混合制剂以纠正氨基酸失衡。⑥人工肝支持治疗。

(2)脑水肿:①有颅内压增高者,给予高渗性脱水剂,如20%甘露醇或甘油果糖,但肝肾综合征患者慎用。②袢利尿药,一般选用呋塞米,可与渗透性脱水药交替使用。③人工肝支持治疗。

(3)肝肾综合征:①大剂量袢利尿药冲击,可用呋塞米持续泵入。②限制液体入量,24小时总入量不超过尿量加500~700毫升。③肾灌注压不足者可应用白蛋白扩容或加用特利加压素等药物,但急性肝衰竭患者慎用特利加压素,以免因脑血流量增加而加重脑水肿。④人工肝支持治疗。

(4)感染:①肝衰竭患者容易合并感染,常见原因是机体免疫功能低下、肠道微生态失衡、肠黏膜屏障作用降低及侵袭性操作较多等。②肝衰竭患者常见感染包括自发性腹膜炎、肺部感染和败血症等。③感染的常见病原体为大肠埃希菌等革兰阴性杆菌、葡萄球菌、肺炎链球菌、厌氧菌、肠球菌等细菌,以及假丝酵母菌等真菌。④一旦出现感染,应首先根据经验用药,选用强效抗生素或联合应用,同时可加服微生态调节药。尽可能在应用抗生素前进行病原体分离及药敏试验,并根据药敏实验结果调整用药,同时注意防治二重感染。

(5)出血:①对门静脉高压性出血患者,为降低门静脉压力,首选生长抑素类似物,也可使用垂体后叶素(单用或联合应用硝酸酯类药物)。亦可用三腔管压迫止血,或行内镜下硬化剂注射或套扎治疗止血。内科保守治疗无效时,可急诊手术治疗。②对弥散性血管内凝血患者,可给予新鲜血浆、凝血酶原复合物和纤维蛋白原等补充凝血因子,血小板显著减少者可输注血小板,可酌情给予小剂量低分子肝素或普通肝素,对有纤溶亢进证据者可应用氨甲环酸、止血芳酸等抗纤溶药物。

20. 肝衰竭的人工肝支持治疗

我们的肝脏有极强的代偿和再生能力,当肝脏遭到广泛损害而出现肝衰竭时,可借助体外机械、化学或生物性装置,暂时或部分替代肝脏功能,让过于劳累的肝脏得以"休息",使濒死的肝细胞恢复正常或再生,可以帮助患者度过危险期,为其他治疗赢得时间和机会。

人工肝就是这样一种装置,可清除各种有害物质,补充必需物质,改善内环境。

在下列情况下考虑使用人工肝:

(1)各种原因引起的肝衰竭早、中期,PTA 在 $20\%\sim40\%$ 和血小板 $>50\times10^9$/升为宜;晚期肝衰竭患者也可进行治疗,但并发症多见,应慎重;未达到肝衰竭诊断标准,但有肝衰竭倾向者,也可考虑早期干预。

(2)晚期肝衰竭肝移植术前等待供体、肝移植术后排异反应、移植肝无功能期。

下面几种情况不宜应用人工肝:

(1)严重活动性出血或弥散性血管内凝血者。

(2)对治疗过程中所用血制品或药品,如血浆、肝素和鱼精蛋白等高度过敏者。

(3)循环衰竭者。

(4)心、脑梗死非稳定期者。

(5)妊娠晚期。

人工肝治疗可出现过敏反应、低血压、继发感染、出血、失衡综合征、溶血、空气栓塞、水电解质及酸碱平衡紊乱等风险。

随着人工肝技术的发展,并发症发生率逐渐下降,一旦出现,可根据具体情况给予相应处理。

21. 妊娠期间得了肝炎怎么办

妊娠早期患肝炎可加重早孕反应;一般不会增加胎儿畸形发生率,但可引起母婴传播,同时注意药物致胎儿畸形的可能。需积极保肝,支持治疗,病情稳定后再考虑是否进行治疗性人工流产。

妊娠中晚期患病,肝功能受损,凝血物质生成减少,产后出血可能性加大,病死率增加;多数认为创伤和出血会加重肝脏负担,故不主张终止妊娠,采用保守疗法,至足月时自然分娩或引产。

如患重症肝炎,估计分娩能于短期内结束,可行阴道分娩,否则以剖宫产为宜。

总之,妊娠合并肝炎,既要按内科积极治疗,又要注意产科特点,加强产前检查,积极预防胎儿宫内窒息,产后出血、感染。

孕期患肝炎要与妊娠期特有的肝病相鉴别。

(1)妊娠剧吐所致肝功异常:妊娠剧吐是指妊娠时发生的严重恶心、呕吐、不能进食,导致脱水、电解质紊乱、少尿、酸中毒。有半数出现肝功异常。一般表现血清胆红素轻度升高,不超过 4 倍正常值。ALT 升高,低于 200 单位。当检查除外病毒及其他因素,又有妊娠剧吐表现,可诊断。

(2)妊娠急性脂肪肝:是一种少见的妊娠晚期严重影响产妇并具有致死性的疾病。多见于首次妊娠的年轻产妇,多发于妊娠晚期。起病急,酷似暴发性肝炎,突然出现恶心、反复呕吐、头痛、腹部疼痛(尤其是上腹部)、乏力等症状。出现黄疸并进行性加深,可伴不同程度的高血压。短期内出现肝、肾衰竭,多伴弥散性血管内凝血,肝、心、脑、胰等脏器均有脂肪变。

治疗及产科处理:尚无特殊治疗办法,一旦怀疑,立即住院,采用对症支持及护肝疗法,明确诊断,立即终止妊娠。根据临床具体情况决定分娩方式。

(3)妊娠高血压综合征:指妊娠晚期出现的高血压、蛋白尿、水肿及抽搐等一系列并发症,发生率5%~10%,出现前3项表现中的2项或以上,称为先兆子痫;如病情加重,出现痉挛,则称为子痫。肝脏损害多见于先兆子痫或子痫。轻症病例24%,重症超过80%合并肝损害,出现肝区疼痛,恶心呕吐等肝炎样症状。但本病较少出现黄疸,病毒标志物检查阴性,可与病毒性肝炎相鉴别。

治疗:对妊娠35周以上,出现剧烈头痛、喷射性呕吐、右上腹剧痛等症状或肝、肾明显损害者,要立即终止妊娠,病情多能迅速缓解,不留后遗症病。

22. 育龄期乙肝感染相关问题

对于育龄期女性尚未怀孕的乙肝患者,如时机适宜抗病毒,优先选择干扰素治疗。但干扰素因其抗细胞增殖作用而禁用在妊娠患者,故治疗期间不宜怀孕。在使用过程中意外怀孕者应终止妊娠。

对不能应用干扰素的患者,可根据具体情况应用口服核苷(酸)类似物治疗,同样,目前尚不主张服药期间妊娠。

多数学者认为:口服核苷(酸)类似物治疗期间

怀孕的患者,若是使用安全性为妊娠 B 级药物者,可考虑继续使用。但实际情况较为复杂;第一,在抗病毒治疗过程中意外怀孕,首先还是建议患者终止妊娠。第二,妊娠 B 级药物目前只有替比夫定,尚缺乏较多在人孕期临床应用的经验。目前只有拉米夫定在阻断艾滋病母婴传播中有临床证据证明,妊娠中使用是安全的。也有少数研究报告,可在妊娠末期给乙肝高病毒量孕妇服用拉米夫定,以进一步减少宫内传播率。第三,可否推荐妊娠 B 级药物或拉米夫定作为阻断母婴传播的一种方案还需商榷和进一步观察研究。

23. 老年患者用药更应注意安全

老年人除了外部体态容貌上的衰老,身体内的器官也会发生变化,其中肝脏改变亦很明显。如肝脏缩小、肝血流量减少、代谢及解毒功能下降等(图11)。

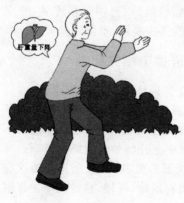

肝重量下降

图 11 老年人肝代谢功能下降

许多老年人多病共存,常常多药合用,过多使用药物不仅增加经济负担,而且还会增加多个药物之间相互作用。联合用药品种愈多,药物不良反应发生的可能性愈高。另外,治疗时应分轻重缓急。应注意:

(1)了解药物的局限性:许多老年性疾病无相应有效的药物治疗,若用药过多,药物不良反应的危害反而大于疾病本身。

(2)抓主要矛盾,选主要药物治疗:对于疗效果不明显、容易出现毒副作用、未按医嘱服用药物应考虑终止,病情不稳定时可以酌情应用多种药物。

(3)选用具有兼顾治疗作用的药物:如高血压合并心绞痛者,可选用β受体阻滞药及钙拮抗药;高血压合并前列腺肥大者,可仅用β受体阻滞药。

(4)重视非药物治疗:如心理治疗、运动治疗、饮食治疗、物理治疗等。

(5)减少和控制服用补药:老年人并非所有自觉症状和慢性病都需药物治疗。如轻度消化不良、睡眠欠佳等,只要注意饮食卫生,避免情绪波动,有时可避免用药。治疗过程中若病情好转、治愈或达到疗程时应及时减量或停药。

(6)小剂量原则:老年人用药量在中国药典规定为成人量的3/4;一般开始用成人量的1/4~1/3,然后根据临床反应情况调整剂量,直至出现满意疗效而不出现药物不良反应为止。剂量要准确适宜,老年人用药要遵循从小剂量开始逐渐达到适合于每个个体的最佳剂量。有学者提出从50岁开始,每增加1岁,剂量应比成人药量减少1%,60~80岁应为成人量的3/4,80岁以上为成人量的2/3即可。只有把药量掌握在最低有效量,才是老年人的最佳用药剂量。

老年人用药剂量的确定,要遵守剂量个体化原则,主要根据老年人的年龄、健康状况、体重、肝肾功能、临床情况、治疗反应等进行综合考虑。

24. 老年病毒性肝炎药物治疗应注意哪些问题

老年病毒性肝炎患者具有黄疸发生率高,程度深,持续时间长,并发症多,重型发生率及致死率高等特点。同时,老年人生理功能衰退,免疫功能下降,且常合并存在诸如高血压病、冠心病、糖尿病等基础疾病。因此,老年的肝炎用药有其特殊性。

(1)甘草酸类:从理论上讲,该类药有类似泼尼松等糖皮质激素的抗炎作用而无糖皮质激素的不良反应。但在实际应用中也常常会不同程度出现水钠潴留的不良反应,如水肿加重、血压升高,甚至出现头痛、头晕等表现。因此对于老年肝炎患者,特别是患有高血压病、心功能不全或有腹水者,应更加注意监测血压及心功能,必要时给予利尿药以减轻不良反应。

(2)还原性谷胱甘肽:是常用的保肝解毒药物,也适宜老年人使用。每日 0.6～1.2 克,静脉滴注。但在老年静脉滴注时要注意稍放慢速度,过快可出现心悸、胸闷等不适。

(3)含五味子保肝降酶药:临床上降酶效果较好的药物,多含五味子成分,它有一定的酸性,对胃有轻度刺激,尤其是老年人胃肠功能减弱,有时感觉会更加明显,可分多次服用,且在饭后服用,以减少不适感。

(4)干扰素:是常用的治疗乙型及丙型肝炎的抗病毒药物,由于其较为明显的对全身各系统的不良反应,多主张 65 岁以上的老年人不用或慎用。而随着人们生活水平的提高,人类寿命的延长,越来越多的老年人要求应用干扰素治疗,尤其是针对丙型肝炎的抗病毒治疗。为此,在全面评估患者的身体情况,在家属及患者的要求及知情同意情况下,我院近年来,也陆续应用干扰素治疗了部分患乙型或丙型肝炎的老年患者,没有发生严重不良事件。因此,对老年人是否应用干扰素,可根据其身体具体情况,评估治疗获益和风险,实施个体化方案,并在治疗期间密切随访观察,必要时请心血管、内分泌等专科医生参与意见,以确保医疗安全。

(5)核苷(酸)类口服抗病毒药:目前在临床上已应用的4种药物,包括拉米夫定、阿德福韦酯、恩替卡韦、替比夫定,其共同的特点是不良反应较少,患者易于接受。但65岁以上老年人的安全性和疗效尚未明确,尤其是这类药的代谢多通过肾脏,对老年人肾功能的要求和影响会更大,如确需应用,需在应用前详细检查评估身体情况,充分告知,缩短复查间隔时间,密切观察用药后不良反应,发现异常及时处理。

25. 中医药治疗肝病

长期临床实践和研究业已证明,中医药对治疗各类慢性肝病(包括乙、丙型肝炎)有确切的疗效。中医药通过辨病及辨证相结合的方法,多途径、多层次、多靶点的作用实现整体调控,在保护肝脏、调节免疫、抑制病毒、抗纤维化等方面都有一定的作用。目前,中医药治疗慢性病毒性肝炎的方法主要有辨证论治、固定复方、单味药、中西医结合等。上述方法各有优缺点,关键在于临证时灵活运用或制定联合治疗方案,其根本目的是提高治疗肝炎的临床疗效。

中医药临床应用的现状如下：

(1)辨证论治：中医对慢性病毒性肝炎的认识归于黄疸、胁痛、癥瘕等病证中，其病机变化错综复杂，临床分型亦千差万别、五花八门。中华医学会肝病分会将慢性乙肝分为5型，即湿热中阻型、肝郁脾虚型、肝肾阴虚型、脾肾阳虚型、瘀血阻络型。临床报道，中医药抑制HBV复制的效果，以湿热型为佳，肝肾阴虚、瘀血阻络型较差。慢性丙肝的中医临床辨证分型尚未制定标准。临床实践证明，必须强调正确辨证，合理处方用药，才能获得良好的疗效。

(2)基本方加减：即在中西医理论指导下组方或选方，临床观察既有相对稳定性，又符合中医辨证论治的原则。近年来文献报道较多，本法治疗慢性乙型肝炎、丙型肝炎取得了一些疗效，它有相对固定的治疗法则和一定的灵活性，便于新药的开发。

(3)固定复方：近年来，有大量的治疗慢性肝炎(尤其是乙肝)的中成药，如双虎清肝颗粒、肝达片、朝阳丸、复肝片等，品种繁多，介绍的功效奇特，实际疗效一般，抗病毒效果不尽如人意。因此，各种固定复方制剂抗肝炎病毒虽然有一定疗效，但要更加广泛深入进行临床验证和实验研究，以得到更加令人信服的结果。

(4)单味药：实验研究表明，某些中草药具有抑制病毒复制的作用，临床上应用较多的是氧化苦参素制剂、山豆根及苦味叶下珠等。还有一些药物对于保肝、使肝功能复常方面有较好的疗效，如甘草甜素片、甘草酸苷注射各类制剂。其他如五味子制剂、联苯双酯、五酯胶囊及垂盆草冲剂对降低ALT疗效显著，但停药后易反跳。

(5)中西药联合疗法:以西药强有力及行之有效的抗病毒治疗,联合中药保肝、护肝、抗纤维化、调节免疫的治疗,中西药并用,发挥各自优势,可能是提高临床疗效的一个途径。

中医药治疗肝病的优势如下:

(1)保肝护肝、使肝功能恢复正常,是中医药治疗慢性肝病的一大优势。中药的五味子制剂及甘草酸制剂在降低血清 ALT、AST 等方面疗效确切,临床已被广泛应用。

(2)保肝退黄效果明显,既有传统方剂如茵栀黄制剂能显著降低湿热所致黄疸,更有针对临床上常见的胆汁瘀结型的重度黄疸,302 医院的中西医肝病名家汪承柏教授首创的"凉血活血、重用赤芍"的方法,已被各位肝病学者认可并赞赏,临床应用取得满意的疗效,并因此救治了不少重症患者。

(3)抗纤维化治疗疗效突出。如复方鳖甲软肝片、扶正化瘀胶囊、861 冲剂、肝脾康胶囊、大黄䗪虫丸等都被证明有明显的抗纤维化效果。

(4)调节机体的整体功能,改善临床症状确有效果。中医学的精髓为整体观念及辨证论治。中医药治疗能缓解患者临床表现的不同症状,使患者症状减轻及缓解,有利于调节机体的免疫功能,增强战胜疾病的自信心,有利肝病的恢复。

中医药治疗肝病存在以下不足:

(1)近几年,全国各地专治肝病的所谓"名医"及报刊、杂志、电视广告等借中医之名进行各种不实的扩大宣传,使患者难辨真伪,更有人认为中医药就是"骗人的东西"或"巫术"。建议各级行政部门加强监管,让更多的患者得到正确的治疗信息,以得到规范的治疗并取得良好的疗效。

(2)大量中医药治疗慢性肝炎的临床数据"不可信",报道效果很明显,实际应用效果很差。今后必须严格按照循证医学(EBM)和 GCP 的原则,如运用随机、对照、双盲、平行、多中心的方法开展临床试验。尤其对中医药抗乙肝病毒的临床疗效来看,效果不尽如人意。与西药干扰素或核苷(酸)类药物比较,明显处于劣势。所以,目前的抗病毒治疗应用更多的是西药。

(3)中医辨证分型比较混乱。虽然中医药学会已制定了分型标准,但仍不能正确把握,也很难进行正规的临床研究。

(4)对中草药的毒副作用或不良反应重视不够。中药给人的第一认识是安全、没有不良反应。其实,中药所致的药物性肝损害的报道近年来逐年增多。就连保肝的第一方"小柴胡汤",如不正确应用(不符合其证型,长期应用)也会伤肝。更有许多常用药物伤肝的报道,如牛黄解毒片,以及治疗皮肤病、萎缩性胃炎、抗肿瘤的方药等。

26. 肝炎治疗何时才算好

关于乙肝治愈,首先得明确几个概念。评估乙肝疗效的指标包括生物化学应答即血清 ALT 水平恢复正常;病毒学应答即血清 HBV DNA 水平下降或阴转;免疫学应答即 HBeAg 转阴伴或不伴抗HBe 转阳;组织学应答即肝组织学的改善。如果以上几项均有应答,称之为完全应答;如果仅有 1～3项应答,只能称为部分应答。

从以上的概念可以看出,慢性乙型肝炎要完全治愈是相当不易的。况且,现在的抗乙肝病毒药物大多需要长期治疗,一旦停药可能会引起反弹。但鉴于慢性乙型肝炎的治疗目的是通过治疗获得持续抑制 HBV 复制,从而缓解肝脏病变,使慢性乙肝病情保持稳定,从而不发生能危及生命的失代偿肝硬化、肝衰竭和原发性肝癌的发生是完全有可能的,也是我们治疗乙肝能达到的较为现实的目标。

那么,肝炎患者何时才算好呢? 简单地说,能达到完全应答,就算好,在稳定一段时间后,就可以停药。不能达到完全应答,不能算完全好。部分应答属于有效、好转或暂时稳定,但部分应答的患者一旦停药有可能引起病情的反复。从这点出发,临床上经常被问及的有关乙肝的疗程是多久的问题则无法回答,取而代之的是治疗终点的概念。即何时能达到治疗终点,何时就算好,也就能停药了。下面就分别说说 HBeAg 阳性及 HBeAg 阴性患者的治疗终点。

(1)对于 HBeAg 阳性患者:其治疗终点是肝功能正常,HBV DNA 持续阴性,HBeAg 血清转换。在以上指标中较难达到的是 HBeAg 血清转换(即俗称的大三阳变为小三阳),有的患者可能已出现 HBeAg 的阴转,但未见有抗 HBe 转阳。只有在证实 HBeAg 血清转换(间隔 1~3 个月连续 2 次查 HBeAg 转阴,抗 HBe 转阳)后至少 6 个月到 1 年可以停药,停药后的持续应答率可望达到 70%~90%。停药后仍需要密切监测是否复发。

(2)对于 HBeAg 阴性患者:其治疗终点尚未确定,即使 PCR 法 HBV DNA 持续阴性也可发生治疗后复发,所以需要长期治疗。最新版的美国肝病指南推荐针对 HBeAg 阴性慢性乙肝患者只有当患者清除 HBsAg 后,方可停药。

（3）对于代偿期肝硬化患者:原则上应当长期治疗,但如果 HBeAg 阳性患者治疗达到 HBeAg 血清转换并巩固治疗至少 6 个月到 1 年后,或者 HBeAg 阴性患者治疗达到 HBsAg 清除,则可以停药。停药后必须密切监测是否复发和肝炎发作。

（4）对于失代偿期肝硬化患者和肝移植后乙型肝炎复发患者:推荐终生治疗。

丙型肝炎患者的治愈与否相对比较明确。丙肝的治疗根据患者治疗前的丙肝基因分型,病毒载量的高低,及治疗初期快速病毒应答及早期病毒应答等情况,治疗的疗程较明确,一般 24～48 周。是否临床治愈也有明确的指标,即持续病毒应答(SVR):指的是在停用干扰素加利巴韦林抗病毒治疗后 6 个月,血清的 HCV RNA 仍为阴性,肝功能正常。这是判断丙肝治愈的金标准,一般来说,达到 SVR,丙肝就算治好了。当然,仍要注意休息,禁止饮酒,定期检查,防止复发。

五、正确对待肝炎

1. 调整心态，积极应对

肝病患者经常会出现的不良情绪有：

恐惧感：担心可能成为肝硬化或者肝癌，因此产生强烈的恐惧感。

忧虑感：主要是由于慢性疾病长期反复，经济负担加重或不能找到工作，找到工作后又怕用人单位辞退，担心会传染家人、朋友等，育龄妇女则常常担心传给下一代而害怕生育。

孤独感：很多患者由于担心传染给别人，不敢与其他人进行正常交往，日久天长会感到孤独无助。

急躁易怒：部分肝病患者容易性情急躁，动辄发怒，没人敢接近。

（1）充分认识不良情绪对肝病造成的危害：中医说"暴怒伤肝"、"忧思伤脾"。中医学认为肝属木，主疏泄，喜条达而恶抑郁。情志失常与肝病的发生及病情的加重密切相关。因此，肝病患者需要学会疏导不良情绪，必要时可找心理医生或者肝病医生求助。多交天性乐观的朋友，遇到不顺心的事情多与朋友交流、倾诉。培养多方面的兴趣爱好。多参加集体活动。

（2）积极应对升学就业：肝病患者人数众多，目前全国乙肝病毒携带者约占总人口的 7.18％，丙肝感染者约 3 千万。这些肝病不通过日常的生活接触传播,饮食传播的机会也极为罕见。学校及用人单位对此应有正确的认识,肝功能正常的求职者除特殊工作外,不应该受到歧视。而且随着慢性乙肝和丙肝治疗手段的增多,许多患者病情可以长期稳定,甚至可以治愈,基本不影响正常的工作和学习。2005年1月20日,新的《公务员录用体检通用标准(试行)》颁布实行,这意味着以前屡被拒之门外的乙肝病毒携带者有了进入公务员队伍的通行证。而且2008年1月1日实施的《就业服务与就业管理规定》明确指出,用人单位招用人员,不得以是传染病病原携带者为由拒绝录用。另外,除国家限定行业外,用人单位不得强行将乙肝病毒血清学指标作为体检标准,否则由劳动保障部门责令整改,处以1 000元以下罚款,并承担对当事人造成的损害。

(3)科学地认识传染性肝病,减少不必要的心理负担:例如,对"乙肝传染性"的认识,其实乙肝主要是血液传播,一般日常接触是不会造成传染的。乙肝患者同样可结婚生子,肝炎患者在怀孕后,可能通过母婴传播,把乙肝病毒传染给孩子,但只要进行母婴传播阻断,如新生儿出生后注射乙肝疫苗和乙肝免疫球蛋白等,乙肝患者也能拥有健康宝宝。两性之间传播是有许多预防办法的,如给对方注射乙肝疫苗,性生活采取必要的防护措施等。在接诊中,经常见有夫妻一方是乙肝甚至是肝硬化,但与其共同生活几十年的配偶,却是对乙肝有免疫力的健康人。

(4)网络的力量让肝病患者坚强:随着互联网的作用越来越显著,一些主要的肝病网站如中国肝病医疗网(www.gb120.com)、战胜乙肝网(www.hbver.com)、肝胆相照论坛(www.hbvhbv.com)、健康网肝病论坛(www.healthoo.com.cn),以及一些高校 BBS 上的 HBV 版块等,都是慢性肝病患者交流的场所。

总之,肝病患者应有一个良好的心态,注意劳逸结合,不要过于争强好胜,否则会得不偿失。《黄帝内经》说:"恬淡虚无,真气从之;精神内守,病安从来?"正是提醒人们要保持平和心态,防止疾病发生。哲人说:"世界不缺少美,只缺少发现美的眼睛。"我们的生活中也有快乐,只是常常由于周围的歧视而压抑着心情。如果别人不能给你快乐,那就自己找寻快乐吧!肝病不是绝症,要勇敢面对疾病,保持乐观的情绪,永远不要看轻自己。相信上帝把门关上,却会为你打开很多扇窗。

2. 注意合理营养,协助恢复肝功能

合理的营养有利于肝细胞的修复与再生,增强免疫功能,促进肝脏功能的恢复。应注意以下 5 个方面:

(1)总能量:以往很多人认为,高能量饮食可改善患者临床症状,实际上,许多患者可能由此引发脂肪肝、糖尿病等并发症。

过高能量可增加肝脏负担,加重消化功能障碍,影响肝功能恢复。而能量过低会增加体内蛋白质耗损,不利于肝细胞修复与再生。因此,营养供给应适度,如无发热等合并症,成人的能量供给量应在 8.37mJ(兆焦、约合 2 400 卡路里)/日左右,有发热等可增加至 10.04mJ(约合 2 900 卡路里)。

(2)蛋白质:供给要充足,一般应高于健康人。由蛋白质提供的能量占全日总能量的 15%,其中优

质蛋白宜占 50%,如奶、蛋、瘦肉、水产品等。足量优质蛋白质可改善机体免疫功能,增加肝糖原贮存,有利于肝细胞的修复和肝功能恢复。如奶及奶制品中蛋白质和无机盐都很丰富,营养价值也高,并且容易消化吸收。禽及瘦肉和内脏可提供丰富的优质蛋白质。动物肝脏含铁丰富,还含有叶酸、维生素 B_{12},是很好的补血保肝食品,可适当摄入。水产品如鱼、虾,其营养价值高,脂肪含量也比较少,这些优点比禽肉类更胜一筹。豆制品含有丰富的蛋白质,并可以使食物品种多样化,价格也较为便宜。但由于饮食中蛋白质增加会使血氨增高,因此要注意不宜一次进食过多。另外,适当多吃产氨低的蛋白质食物,如奶类。大豆蛋白质与动物蛋白混用更能发挥其互补作用和减少氨的来源。

但是,肝功能明显异常的人,应适当限制蛋白质的摄入。一方面是因为肝脏对蛋白质的利用能力下降,另一方面大量的蛋白质也可能增加诱发肝性脑病的危险性,具体摄入量最好在有经验的医生或营养师指导下应用。

(3)脂肪:饮食中的脂肪不应过分限制,脂肪的供给应与健康人相当,以免影响机体能量供给和降低食欲,但应避免动物油脂,特别是黄疸尚未消退者和合并胆结石的患者更要注意。当肝功能较差时,则应适当减少脂肪的供给,尤其要控制胆固醇的摄入量。肝炎患者的脂肪供给过多会出现脂肪泻,而供给量太少则影响食欲和脂溶性维生素的吸收。因此,脂肪的标准供给量应为 60 克/日左右,以植物油为宜。

(4)糖类(碳水化合物):摄入超过机体需要时,

会转化为脂肪贮存在体内,引起肥胖、高血脂、脂肪肝等并发症。糖类的供给量应占总能量的 60％～65％,以利于肝糖原的储备,保护肝脏,维持肝脏的功能,即全天主食量约为 350 克,并配以新鲜蔬菜和水果。过去主张肝炎患者要多吃纯糖(蔗糖、麦芽糖、蜂蜜等),认为纯糖对肝脏有保护作用。事实上过多的糖在肠道内会发酵产气,往往影响食欲。另外,能量摄入过多,会加速肝脏中脂肪的贮存,易产生脂肪肝。所以,肝炎患者多吃纯糖对病情并不适合,还是适量食用为好。

(5)维生素:肝病严重时,维生素吸收障碍可引起维生素 C、维生素 B_1、维生素 B_2 等缺乏。增加维生素的供给量,有利于肝细胞的修复,增强解毒功能,提高机体免疫力。维生素 C、维生素 E 和维生素 K 联合使用治疗肝炎,可改善症状和促进肝功能好转。新鲜蔬菜和水果这类食物是维生素 C 的重要来源,无机盐和纤维素含量也多,是肝炎患者不可缺少的食物,每天都应有足够的数量,尤其是蔬菜。因此,肝炎患者应选用维生素含量丰富的食物,如绿叶蔬菜、深色蔬菜(如番茄),水果如苹果、雪梨、葡萄、香蕉、柑橘等。

3. 肝病患者的运动保健

运动可以增强机体的功能,促进新陈代谢并增加机体抵抗力,而且可以改善患者的心理状态,调节患者情绪。虽然当人体处于运动状态时,经门静脉流入肝脏的血液会相应减少,肝脏得到的养分也会减少,但是过分强调静止休息,也不可避免地使患者情绪压抑,从而带来精神负担,并引起食欲减退、睡眠不良等症状。

运动项目可根据自己的爱好及年龄而异,年轻人可以选择慢跑、羽毛球、乒乓球等,老年人则以散步、太极拳等为宜,且运动贵在坚持。

肝病患者要避免运动量过大的活动,不宜做双杠、单杠、举重等运动,因为做这些运动需要屏气用力,会使腹肌过分紧张。至于普通放松性的腰腹运动,如站立位做转体运动、侧体运动等是可以的,但要做得轻松,呼吸自然,幅度不要太大。

急性肝炎发作伴有明显胆红素升高的患者,不宜锻炼,应卧床休息,可在床上自我按摩,做腹式呼吸。

肝炎患者每次运动时间不要过长,运动持续时间为每次 20～30 分钟,运动频度为每周 3～4 次。但也要注意运动脉搏不要超过 100 次/分钟。

每个人可根据自己的年龄、体质、疾病的轻重不同,摸索出适合自己的运动量。总的原则是以不感觉疲劳为准,即在运动后感觉疲乏但在稍事休息后即可恢复为适宜运动量。在锻炼过程中,加强自我监督和临床检查,随时注意身体反应,特别是肝区部位的感觉。若感到肝区部位胀痛、全身乏力不适,应停止运动,平卧休息,增加肝脏血流量。运动后如果身心愉快,乏力减轻,肝功能改善,则可在此基础上量力而行地增加活动量。

需要注意的是不宜在饥饿时或饭后立即进行运动。

4. 科学对待肝炎,享受爱情生活

有一对年轻朋友,在结婚前到医院做婚前体检,结果女方查出乙肝大三阳,男方没问题。男方的父母宣布不同意儿子娶这个女孩,男孩也妥协,婚事告吹。

还有一对年轻夫妻,刚刚度完蜜月,女方就因为急性黄疸型乙型肝炎而住院,问及传染病史时,男方把医生叫到一边,悄悄地说:自己是慢性乙肝患者,一直没有告诉妻子。

前一例子说明乙肝歧视严重影响着人们的生活和幸福;后面的例子说明性传播的确是乙肝和丙肝的传播途径之一。但这两种情况都不应该发生。

的确,肝炎存在性传播的可能。乙肝或者丙肝传染性大小要看病毒量,也就是病毒复制水平而定,同时也与配偶的免疫功能有关。

避免性传播的办法,一是在结婚之前,进行积极的抗病毒治疗。另外一种方式是健康一方采取保护性措施。例如,注射乙肝疫苗,如果注射了疫苗,还没有产生抗体,或者在病毒载量比较高的情况下,可采取其他措施,如应用安全套。虽然目前没有丙肝疫苗,但是,慢性丙肝可以通过注射干扰素加口服利巴韦林联合抗病毒治疗,清除或者降低血液中的病毒含量,从而可使传染性大大降低。

所以,肝病患者只要科学对待,完全可以享受爱情的甜蜜。但以下情况需要注意:

急性肝炎或慢性肝炎活动期,当丙氨酸氨基转移酶(ALT)显著升高,全身乏力、黄疸等症状明显时,原则上应该禁止性活动。

部分慢性肝炎患者由于病情的影响,一般性欲都比较淡漠,此时不应勉为其难,而应顺乎自然。当病情恢复后,体内性激素代谢得到调整和恢复正常,性功能也可相应改善。夫妻双方需多给予理解和关爱。

HBsAg 携带者可过有节制的性生活,自觉控制性生活的频度,不可放纵,否则易引起肝病暴发或加重。性生活频度一般为青年人每周 1～2 次,中年人每 1～2 周 1 次,中年后期每月 1～2 次为宜。

5. 去医院就诊要做哪些准备

初次就诊需要详细全面化验检查,除了查肝功(包括转氨酶、胆红素、白蛋白、球蛋白)外,尚需要查病毒学指标、血常规,有的往往需要查血糖和肾功能、甲胎蛋白(AFP)、血脂等指标,行腹部 B 超和 CT 等检查。因此,建议检查前 2 天尤其抽血前 1 天晚餐吃清淡饮食,检查前应该空腹,即禁食水 6～8 小时以上,否则容易影响化验的准确性,尤其对血糖、血脂影响较大。餐后行 B 超检查更是无法正确判断胆囊等脏器的情况。初治接诊医生往往需要进行查体,女性患者注意不要化妆和涂口红,以免影响医生的判断(图12)。

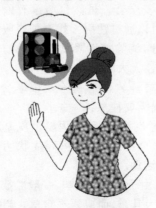

肝病患者的病史对医生全面分析判断病情,制订治疗方案很重要,因此患者需要仔细回忆疾病家族史,饮酒史,用药史和输血手术史,并且不要隐瞒,尽可能提供真实的病史。对于出现黄

图 12　不宜化妆就诊

疸的患者,要注意观察大小便的颜色。

对于复诊患者,初步诊断明确,有的已经或正在进行治疗,复诊时要携带以前的所有病历资料,向医生介绍治疗经过、目前自觉症状、现在服药情况、用药后反应等。对于需要复查肝功能和病毒学指标及需要复查腹部B超者,仍然需要空腹。

总之,提醒大家,对于症状往往不明显的肝病,一定要高度警惕,注意常规体检。成年人1年要体检1次。而如果是慢性肝病患者或病毒携带者,至少每3～6个月体检1次,以便及早发现问题,及时治疗。如果间隔期间有乏力、食欲下降、眼黄、尿黄、腹胀等情况,需要立即到医院体检。

6. 医患密切配合,共同战胜疾病

良好的医患配合是治疗成功的关键。医生要高度负责,尽可能详细说明治疗方案,交代注意事项,密切观察治疗反应、病情变化;患者则要了解自己患病情况,所用药物特点,严格遵从医嘱,有事与医生多联系,不要擅自用药或停药。只有这样,通过医患间良好配合,才能把治疗的效果提高到最好,使患者最大可能的从中受益。